1978-2018

中国医学进步40年

——致敬改革开放40周年

中国医学论坛报社　组织编写

主　编　侯晓梅

副主编　郑桂香　王　斓

编　委（按姓氏拼音排序）
杜佳梅　贾春实　李　锋　廖　杰　龙　华　吕瑞芳
杨力实　张利环

采　写（按姓氏拼音排序）
丁　营　丁雨竹　冯　超　郝　帅　扈　妍　黄蕾蕾
李东燕　李方华　李　妍　梁　毅　刘　金　刘　静
刘　娟　刘　芊　刘　茜　刘孝炎　梅文秀　潘慧敏
孙晓庆　孙　云　王国平　王　蕤　夏双双　邢　英
徐嘉惠　徐惕君　叶译楚　尹　晗　原　芳　张二娟
张丽佳　张丽丽　张丽媛　赵　薇

人民卫生出版社

图书在版编目（CIP）数据

中国医学进步 40 年：致敬改革开放 40 周年 / 中国医学论坛报社组织编写 . —北京：人民卫生出版社，2018

ISBN 978-7-117-27799-0

Ⅰ. ①中… Ⅱ. ①中… Ⅲ. ①医疗保健事业 – 概况 – 中国 –1978-2018 Ⅳ. ①R199.2

中国版本图书馆 CIP 数据核字（2018）第 267695 号

人卫智网	www.ipmph.com	医学教育、学术、考试、健康，购书智慧智能综合服务平台
人卫官网	www.pmph.com	人卫官方资讯发布平台

中国医学进步 40 年——致敬改革开放 40 周年

组织编写：中国医学论坛报社
出版发行：人民卫生出版社（中继线 010-59780011）
地 址：北京市朝阳区潘家园南里 19 号
邮 编：100021
E - mail：pmph @ pmph.com
购书热线：010-59787592 010-59787584 010-65264830
印 刷：北京虎彩文化传播有限公司
经 销：新华书店
开 本：787 × 1092 1/16 **印张：**14
字 数：274 千字
版 次：2018 年 12 月第 1 版 2023 年 9 月第 1 版第 2 次印刷
标准书号：ISBN 978-7-117-27799-0
定 价：75.00 元
打击盗版举报电话：010-59787491 E-mail：WQ @ pmph.com
（凡属印装质量问题请与本社市场营销中心联系退换）

前　言

　　值改革开放 40 周年暨《中国医学论坛报》创刊 35 周年之际，本社以中国医学进步 40 年为题推出《中国医学进步 40 年——致敬改革开放 40 周年》纪念图书，从多视角、多层次展现我国医学发展中的推动者、先行者、参与者与见证者的精神风貌和思想境界，分三章回顾了医学前进中的种种往事，论述专业、数据权威、内容翔实。

　　在变迁章中，对重要数据的梳理，直观地展现了改革开放 40 年来中国卫生和健康事业的变迁，特别是十八大以来取得的瞩目成就。

　　在人物章中，21 位从医超过半个世纪的大师讲述了难忘的人和事，用数十年的身体力行与学识凝华告诉大家如何为人、为医、为师、为学。他们中最"年轻"的 80 岁，最年长的已过 96 岁，耄耋之年，壮心不已。他们把毕生精力献给了中国的医学事业，高山仰止，景行行止。

　　在印记章中，我们撷取了重大疾病领域的突破性进展，以及在中国医改、公共卫生、疾病防控、科技创新等方面有里程碑意义的重大医学事件，希冀从独特的视角来回顾这段波澜壮阔的历史，找寻推动中国医学奇迹诞生的动力所在。

　　在本书的组织、策划、采写、编辑过程中，我们得到国家卫生健康委员会国际交流与合作中心、《中国医学论坛报》30 余位理事以及各领域近百位专家的指导与倾力支持，对此表示衷心的感谢和深深的敬意；也感谢本报 30 位采编人员历时 4 个月的潜心制作。

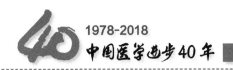
《中国医学论坛报》是幸运的，因为她的诞生恰逢其时;《中国医学论坛报》是自豪的，因为她的字里行间，都记录和见证着医学前进的脚步，并将继续为实现健康中国、人人享有健康的战略尽心尽力;《中国医学论坛报》是感恩的，我们感谢这个伟大的时代，感谢和我们同行的所有朋友。

本书篇幅所限，疏漏或不当之处，敬请读者批评指正。

《中国医学论坛报》社长、总编辑

侯晓梅

2018 年 9 月

目 录

第三章　印记

第一章 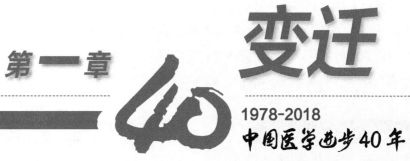 变迁

1978-2018

中国医学进步40年

读封面故事，感知中国医学脉动

1983年7月10日，中国医学论坛报创刊，在1983—2018的35年间，《中国医学论坛报》共出版了1605期，已有7万多版。如果将所有版面平铺，能够铺满2018俄罗斯足球世界杯决赛场地卢日尼基球场。这些版面在让中国医务工作者获得学术进展讯息的同时，也折射出35年来全球医学发展的脉络，更印刻下改革开放以来中国医学界奋起直追的足迹。在改革开放40周年之际，我们从中选取了36期报纸封面，每年一期，让我们重温这36段故事，感知中国医学的脉动。

一、1983年

时任卫生部部长崔月犁参加第36届世界卫生大会，在报告中提出，中国应该为实现世界卫生组织提出的"2000年人人享有卫生保健"的战略目标做出更大的贡献。

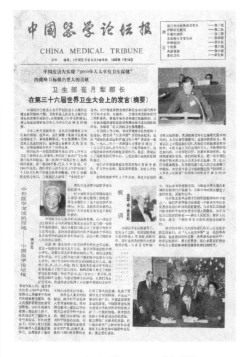

1983年7月10日，创刊号

二、1984年

世界卫生组织报告了3258例AIDS患者，其中亚洲2例均来自日本。

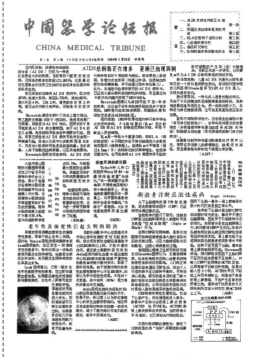

1984年3月25日刊

三、1985 年

中国医学科学院肿瘤医院肿瘤研究所针对食管癌高发区河南省林县开展的食管癌与亚硝胺关系的研究取得 7 项重要进展。

四、1986 年

空军军医大学西京医院成功为一例十指完全断离的患者进行了再植手术，属世界首例。

五、1987 年

中国预防医学科学院病毒学研究

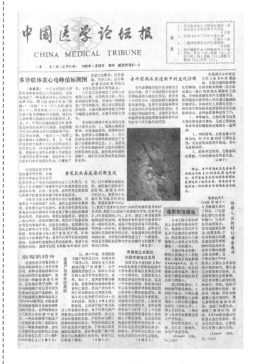

1987 年 1 月 25 日刊

所等七个单位，在国内外首次阐明祖国医学常用益气药黄芪的确有抗病毒感染作用。

六、1988 年

翁心植教授呼吁积极参加第一个"世界无烟日"活动，加速推进我国的控制吸烟运动。

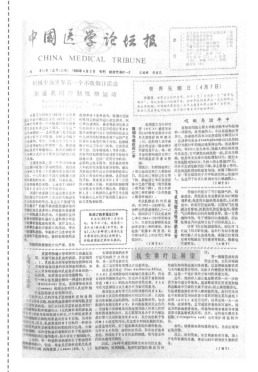

1988 年 4 月 5 日刊

七、1989 年

北京协和医院接受胃肠外营养支持病例超过 1000 例。

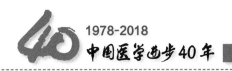
分子激光技术成功完成我国首例周围动脉血管成形术。

八、1990年

我国研究人员将1985年河北某血站发生病毒性肝炎的献血员血清送日、澳、美等国研究所，证实我国确实存在丙型肝炎病毒感染。

九、1991年

原卫生部发布《全国乙肝疫苗接种实施方案》，自1992年1月1日起在全国推行乙肝疫苗免疫接种计划。

十、1992年

北京大学人民医院心内科采用准

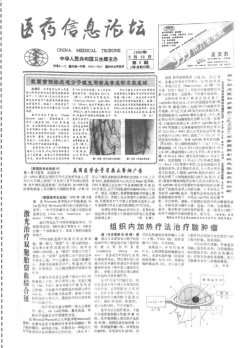

1992年2月13日刊

十一、1993年

原卫生部正式推出"癌症三阶梯止痛疗法"，给药原则为：轻度疼痛采用非阿片类止痛药，中度疼痛采用弱阿片类止痛药，重度疼痛采用强阿片类止痛药。

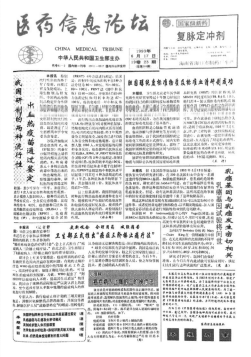

1993年6月17日刊

十二、1994年

上海召开维甲酸类药物应用国际学术会议，与会百余位中外专家一致认为，诱导分化治疗将引发癌症治疗的一场革命。

十三、1995 年

中国医学科学院肿瘤医院肿瘤研究所研究发现，宫颈癌组织中感染人乳头瘤病毒的型别不同，病人的死亡率也不同。

十四、1996 年

首都医科大学附属北京安贞医院胸外科报告，他们于 1995 年 2 月 23 日成功为一男性患者行左侧单肺移植，术后情况良好，已存活 12 个月。

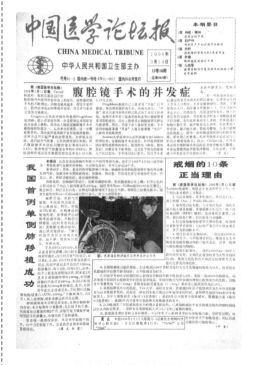

1996 年 3 月 14 日刊

十五、1997 年

北京、哈尔滨两地的医学专家利用中国金卫卫星专网，首次为哈尔滨两位患者会诊，异地就医梦想成真。

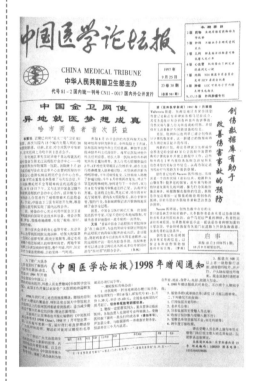

1997 年 9 月 25 日刊

十六、1998 年

南京军区南京总医院全军肾脏病研究所采用中药雷公藤抑制排斥反应获成功，使肾移植急性排斥反应发生率从国际公认的 30%~40% 降至 5% 以下。

十七、1999 年

中国循证医学中心被正式批准加入世界循证医学协作网。该中心设在华西医科大学附属一院。

十八、2000 年

参加人类基因组计划 6 个国家（美、英、法、德、日、中）的科学家联合宣布，人类基因组工作草图基本绘制完毕。

十九、2001 年

黄志强院士指出，微创外科是 21 世纪外科的升华，应具有最佳的内环境稳定状态、最小的手术切口、最轻的全身炎症反应和最小的瘢痕愈合。

二十、2002 年

美国 9·11 恐怖袭击事件后，中国工程院组织召开"防御生物恐怖行动"论坛，以增强卫生部门对恐怖事件的应对能力和对重大突发灾难事件的应激能力。

二十一、2003 年

面对突如其来的 SARS 疫情，《中国医学论坛报》从 2003 年 2 月 27 日到年底进行了持续报道，其中 4 月 17 日—6 月 26 日（6 月 24 日 WHO 解除北京旅游警告）连续 10 期头版头条报道 SARS。

二十二、2004 年

上海瑞金医院成功地为一例家族性胃肠道腺瘤性息肉综合征女性患者进行了肝脏、胰腺、脾脏、胃、十二指肠、小肠和结肠等 7 个脏器联合移植，这在亚洲为首例。

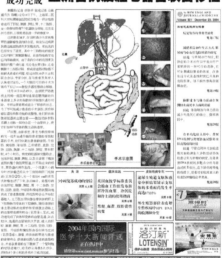

2004 年 12 月 23 日刊

二十三、2005 年

旨在规范临床医师慢性乙型肝炎

防治行为的我国首部《慢性乙型肝炎防治指南》正式颁布，该指南由中华医学会肝病学分会和中华医学会感染病学分会联合制定。

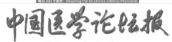

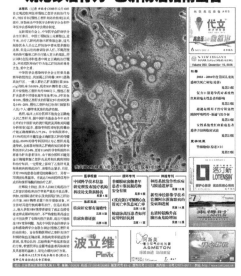

2005 年 12 月 15 日刊

二十四、2006 年

中国科学院院士、著名肝脏外科专家吴孟超教授荣膺国家最高科技奖，成为自 2000 年该奖设立以来，中国医药卫生界获此殊荣的第一人。

二十五、2007 年

中国科学技术信息研究所在京公布了中国科技论文统计结果。2006 年，

我国国际科技论文数量排名跃居世界第 2 位，科技论文数量比 2005 年增加了 1.5 个百分点。

二十六、2008 年

汶川发生 8.0 级地震后，各地医疗卫生防疫人员驰援四川，积极投入护佑生命、抗灾防疫的工作中。论坛报从 5 月 22 日起连续 5 期制作抗震救援特刊。

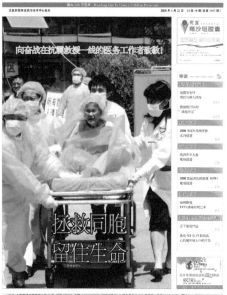

2008 年 5 月 22 日刊

二十七、2009 年

北京大学第一医院儿科医生管娜和丁洁等撰写的题为《三聚氰胺污染

配方奶粉和儿童泌尿系结石》的研究论文，在《新英格兰医学杂志》发表。研究结果显示，大剂量三聚氰胺配方奶粉组婴幼儿发生结石的可能性是无三聚氰胺奶粉组婴幼儿的7倍。

二十八、2010年

《柳叶刀》（The Lancet）杂志在线发表了一项大型随机双盲安慰剂对照3期试验结果，证实我国自主研制的重组戊肝疫苗（HEV239）在普通中国人群（16~65岁，包括男性与女性）中可有效预防戊型肝炎。

二十九、2011年

2011年全国卫生工作会议在北京召开。原卫生部部长陈竺在会上做工作报告，全面介绍了我国"十一五"期间卫生发展的成就，专业卫生技术人员增长24%，孕产妇及婴儿死亡率显著下降，人均期望寿命至少提高1岁。

三十、2012年

原卫生部组织众多专家，编写了我国首部系统阐述吸烟对健康危害的权威报告——《中国吸烟危害健康报

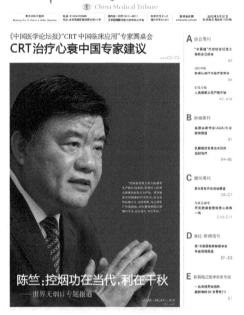

2012年5月31日刊

告》，在世界无烟日发布。并由原卫生部陈竺部长撰写序言，强调控烟工作"功在当代，利在千秋"。

三十一、2013年

从2013年2月底开始，我国6省市相继出现禽流感疫情。经过多家机构专家的通力协作，在不到1个月的时间内确定了一种导致人类肺炎的新型重组的、源自禽类的H7N9病毒。文章4月11日发表于《新英格兰医学杂志》。

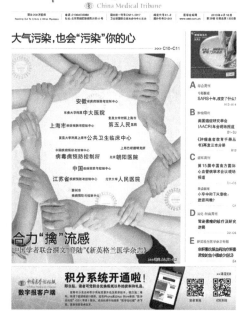

2013 年 4 月 18 日刊

三十二、2014 年

建立国家住院医师规范化培训制度工作会议在上海召开，标志着我国住院医师规范化培训的制度建设正式启动。

三十三、2015 年

2015 年诺贝尔生理学或医学奖揭晓。我国药学家屠呦呦教授因发现疟疾治疗新疗法，成为我国大陆本土科学家中斩获诺贝尔生理学或医学奖的第一人。

三十四、2016 年

第九届全球健康促进大会在上海召开。本次大会以"可持续发展中的健康促进"为主题，以"人人享有健康，一切为了健康"为口号，顺应了世界健康发展新趋势。

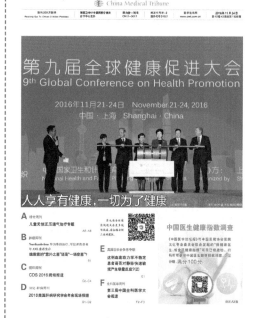

2016 年 11 月 24 日刊

三十五、2017 年

北京市医疗机构正式实施医药分开综合改革新政，彻底告别"以药养医"。

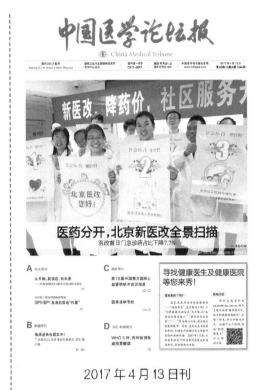

2017年4月13日刊

三十六、2018 年

中国医学论坛报推出《致敬改革开放 40 周年巨献——中国医学进步

40 年特刊》，分为变迁篇、人物篇和印记篇，全面展现改革开放 40 年，尤其是党的十八大以来，我国医疗卫生事业的伟大成就。

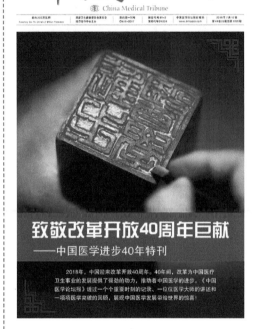

2018年7月12日刊

（作者：郑桂香）

只为心中有梦
——中国卫生与健康事业礼赞

20 世纪 80 年代，中国医药卫生体制改革破题启程，《中国医学论坛报》有幸在那个巨变的年代诞生，见证了当代中国的一段华彩历程。足履实地的求索，勠力同心的担当，克艰破难的荣耀，都将在你我的心中永存。

我们相信，当社会总体走向繁荣、当国家以造福人民为最大政绩的时候，卫生与健康事业愈加成为构建中华伟业的磐石；我们相信，无论时代的发展、科技的进步使多少古老行业更迭乃至消亡，又使多少新生事物速生速灭，卫生与健康事业都将伴随华夏民族的生生不息蓬勃生长、历久弥新。

当时空坐标指向 2018 年的中国，我们迎来改革开放四十周年及全面贯彻党的十九大精神的开局之年，也迎来《中国医学论坛报》的三十五华诞。此刻，我们谨以管窥之篇，共同回首改革者一路走来的甘苦与光荣，并以此向砥砺奋进的祖国深深致敬。

一、40 年辉煌

40 年来，中国人民始终与时俱进、一往无前，充分显示了中国力量。

——习近平

中华人民共和国成立以来，作为强国之道，医药卫生事业得到了长足发展，人民的健康状况获得大幅改善。尤其是改革开放以来，我国卫生与健康事业所取得的成就，已令世界瞩目。正如英国学者马丁·雅克（Martin Jacques）所言："21 世纪始于中国的 1978 年，它创造了一段完全不同的历史……中国的转变已使世界的重心东移。"

中国卫生与健康事业的历史和数据，就是中国力量客观、公正、有力的见证。

☆（一）主要健康指标

我国居民的主要健康指标总体优于中高收入国家平均水平，提前实现联合国千年发展目标。多年来，我国

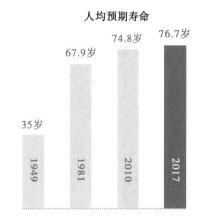

人均预期寿命

35岁 1949
67.9岁 1981
74.8岁 2010
76.7岁 2017

我国 1949、1981、2010、2017 年人均预期寿命

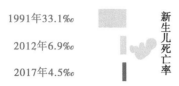

我国 1991、2012、2017 年新生儿死亡率

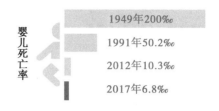

我国 1949、1991、2012、2017 年婴儿死亡率

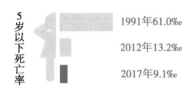

我国 1991、2012、2017 年 5 岁以下儿童死亡率

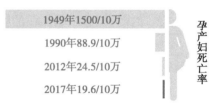

我国 1949、1990、2012、2017 年孕产妇死亡率

人均预期寿命大幅提升，新生儿死亡率、婴儿死亡率、5 岁以下儿童死亡率和孕产妇死亡率大幅降低。

——⭐（二）卫生资源及投入

我国卫生总费用占 GDP 比重从 1978 年的 3.0% 升至 2017 年的 6.2%。多年来，

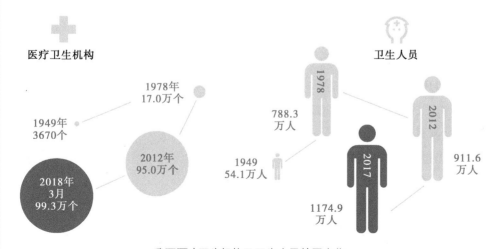

我国医疗卫生机构及卫生人员数量变化

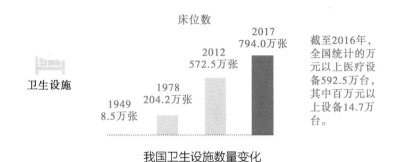

我国卫生设施数量变化

截至2016年，全国统计的万元以上医疗设备592.5万台，其中百万元以上设备14.7万台。

卫生经费	卫生总费用	卫生总费用占GDP（国内生产总值）%
1978年	110.21亿元	3.0%
2012年	2.81万亿元	5.3%
2017年	5.16万亿元	6.2%

我国卫生经费变化

我国医疗卫生机构、卫生人员、卫生设施的数量持续增长，卫生经费方面的投入大幅增加。

✪（三）医疗保障

我国已织起世界最大的全民基本医疗保障网，基本医疗保险参保人数超过 13.5 亿人，参保率稳定在 95% 以上。在 2017 版《国家基本医疗保险、工伤保险和生育保险药品目录》中，西药、中成药部分共收载 2535 种药品（西药 1297 种，中成药 1238 种），较 2009 版新增 339 种。

✪（四）医疗质量及可及性

2017 年《柳叶刀》（The Lancet）杂志发布了 195 个国家或地区医疗服务可及性及质量（HAQ）指数报告，全球 HAQ 指数从 1990 年的 40.7 分升至 2015 年的 53.7 分，中国则从 1990 年的 49.5 分（第 110 位）升至 2015 年的 74.2 分（第 60 位），成为全球 HAQ 指数增幅最大的五个国家之一。2018 年《柳叶刀》杂志更新排名，我国的 HAQ 指数在 2016 年进一步提升至 77.9 分（第 48 位），一年间跃升了 12 位。

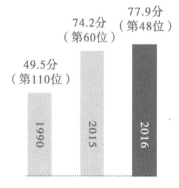

我国医疗服务可及性及质量（HAQ）指数变化

☆（五）疾病防控及卫生应急

1. 传染病 甲乙类法定报告传染病发病率由 1975 年的 5070.3/10 万降至 2017 年的 222.1/10 万；甲乙类法定报告传染病死亡率由 1975 年的 7.4/10 万降至 2017 年的 1.4/10 万。

2. 慢性非传染性疾病

（1）恶性肿瘤：中国国家癌症中心（NCC）学者发表于《柳叶刀·全球卫生》（The Lancet Global Health）的统计学研究表明，将所有癌种合并分析，我国患者年龄标准化 5 年相对生存率从 2003—2005 年的 30.9% 提高到 2012—2015 年的 40.5%。截至 2016 年，癌症早诊早治项目累计筛查 214 万局危人群，发现患者 5.5 万人，整体早诊率高于 80%。

（2）心脑血管疾病：高血压知晓率、治疗率和控制率从 1991 年的 26.3%、12.1%、2.8% 分别上升至 2012 年的 46.5%、41.1% 和 13.8%。截至 2016 年，卒中高危人群筛查和干预项目累计筛查 610 余万人，发现高危人群 82 万人，开展随访干预 95.2 万人次；心血管病高危人群早期筛查与综合干预项目累计筛查 338.9 万人，发现高危人群 77.6 万人，随访管理 52.4 万人次。

3. 卫生应急

（1）全国分区域设置 4 类 36 支国家级和近 2 万支、20 余万人的地方卫生应急处置队伍。

（2）有效应对 SARS（严重急性呼吸综合征）、甲型 H1N1 流感、人感染 H7N9 禽流感、中东呼吸综合征等突发急性传染病疫情，及时开展四川汶川地震等紧急医学救援和灾后卫生防疫。

（3）2014 年，国家公共卫生应急核心能力达标率升至 91.5%，远超全球平均水平（70%）。

（4）2015 年，我国建成全球最大的法定传染病疫情和突发公共卫生事件网络直报系统，平均报告时间由直报前的 5 天缩短为 4 小时。

☆（六）医学教育

我国已构建起全球规模最大的医学教育体系。

1. 医学专业毕业人数（普通高等学校）从 1976—1980 年的 74.0 万人提升至 2016 年的 756.9 万人。

2. 医学专业研究生毕业人数从 1978 年的 9 人提升至 2016 年的 56.4 万人。

3. 截至 2016 年，全国共有 922 所高等医学院校、1564 所中等学校开办医学教育，硕士授予单位 238 个、博士授予单位 92 个。截至 2017 年底，卫生技术人员本科及以上学历者占 34.0%。

4. 2014 年我国正式实施"规培制度"，制度实施前仅 20% 本科临床医学毕业生进入住院医师规范化培训渠道，2016 年增至近 80%。

☆（七）国际卫生合作及医疗援助

1. 与世界卫生组织开展深度合作,2016 年签署发布《中国 - 世界卫生组织国家合作战略（2016—2020）》,2017年签署《关于"一带一路"卫生领域合作的谅解备忘录》《关于"一带一路"卫生领域合作的执行计划》。

2. 1963 年以来，我国先后向 69 个发展中国家派遣援外医疗队，累计派出医疗队员 2.5 万人次，治疗患者 2.8 亿人次。

3. 我国积极参与国际应急救援行动，包括黄热病、寨卡病毒病、埃博拉出血热等疫情的应对，以及尼泊尔地震等灾区救援。

★（八）中医药发展

1. 2011 年以来，49 项中医药科研成果获得国家科技奖励。青蒿素及治疗急性早幼粒细胞白血病等中西医药研究成果获全球关注。

2. 中医药已传播到 183 个国家和地区，成为中国与东盟、欧洲、非洲等地区和卫生组织合作的重要内容。

3. "中医针灸"列入联合国教科文组织人类非物质文化遗产代表作名录，《黄帝内经》《本草纲目》入选《世界记忆名录》。

4. 据世界卫生组织统计，已有 103 个会员国认可使用针灸。

二、砥砺腾飞

要把人民健康放在优先发展的战略地位。

——习近平

2012 年 11 月，党的十八大胜利召开。习近平总书记在参观《复兴之路》展览时首次阐释了"中国梦"的概念，并指出，中华民族的今天，正可谓"人间正道是沧桑"。

五年多来，医药卫生体制改革向纵深发展，卫生与健康事业开启了健康中国的新征程。

2015 年 10 月，健康中国建设正式写入党的十八届五中全会公报。

2016 年 8 月，习近平总书记在全国卫生与健康大会上强调，要坚持正确的卫生与健康工作方针，以基层为重点，以改革创新为动力，预防为主，中西医并重，将健康融入所有政策，人民共建共享，为实现"两个一百年"奋斗目标、实现中华民族伟大复兴的中国梦打下坚实健康基础。

2016 年 10 月，国家颁布《"健康中国 2030"规划纲要》，这是我国首个关于国民健康发展的中长期战略规划，也是我国积极参与全球健康治理、履行对联合国"2030 可持续发展议程"承诺的重要举措。

2017 年 10 月，党的十九大报告对实施健康中国战略做出全面部署。

2018 年 3 月，国家卫生健康委员会正式组建。

★（一）人民健康水平稳步提升

五年来，人民健康水平进一步实现了"一升"（人均预期寿命）、"两降"（孕产妇死亡率、婴儿死亡率）。

（二）群众负担"一优两降"

1. 医院收入结构持续优化，全国公立医院药占比从 2010 年的 46.33% 降至 40% 左右。

2. 政府办医疗机构收入增幅由 2010 年的 18.97% 降至 10% 左右。

3. 个人卫生支出占卫生总费用比重从 2001 年的 60.0% 降至 2017 年的 28.8%，为近 20 年来最低水平。

（三）深化医改持续推进

1. 基本建立全民医保制度

（1）基本医保参保人数进一步提升。

（2）城乡居民基本医保财政补助标准由 2008 年人均 80 元提高到 2017 年人均 450 元。

（3）90% 的新农合统筹地区实现省内异地就医即时结算，除西藏自治区外，全国各省份均接入基本医保异地就医结算系统。

2. 全面深化公立医院改革

（1）县级公立医院改革已全面推开。

（2）国家联系试点城市扩大至 200 个。

（3）省级综合改革试点扩大至 11 个。

（4）截至 2017 年底，93.9% 的城市公立医院取消了药品加成。

3. 有序推进分级诊疗制度建设

（1）分级诊疗试点城市扩大到 321 个。

（2）346 个地市开展家庭医生签约服务，慢性病等重点人群签约率达到 36.8%。

4. 逐步健全药品供应保障体系

（1）国家基本药物制度全面建立。

（2）对替诺福韦酯、埃克替尼、吉非替尼等临床急需、疗效较好、群众负担较重的药品进行国家谈判，将这些药品的价格降低 50% 以上。

（3）深入推进医药创新，2011—2015 年，全国共有 323 个创新药获批开展临床研究，埃克替尼等 16 个创新药获批生产，139 个新化学仿制药上市，累计 600 多个原料药品种和 60 多家制剂企业达到国际先进水平 GMP（药品生产质量管理规范）要求。

5. 大力实施公共卫生服务项目

（1）人均基本公共卫生服务经费补助从 2009 年的 15 元提高到 2017 年的 50 元。

（2）免费提供 12 类基本公共卫生服务，基本覆盖居民生命全过程，包括建立居民健康档案、健康教育、预防接种、儿童健康管理、孕产妇健康管理、老年人健康管理、慢性病患者健康管理、严重精神障碍患者管理、结核病患者健康管理、中医药健康管理、传染病和突发公共卫生事件报告和处理、卫生监督协管。

6. 不断完善综合规范的监管制度

（四）医疗卫生服务体系日趋完善

1. 每千人口执业（助理）医师、注

册护士数及床位数持续增长。截至 2017 年，每万人口全科医师数提高到 1.82 人。

2. 医疗卫生机构总诊疗人次从 2010 年的 58.4 亿增至 2017 年的 81.8 亿；入院人数从 2010 年的 14 174 万人增至 2017 年的 24 436 万人。

3. 卫生总费用突破 5 万亿元。医疗卫生服务快速增长，2012—2017 年社会卫生支出占卫生总费用比重由 35.7% 增至 41.1%。

4. 基本实现村村有卫生室、乡乡有卫生院、县县有达标县医院。

5. 多元办医格局初步形成，民营医院在医院中所占比重由 2010 年的 33.8% 增至 2017 年的 60.4%。

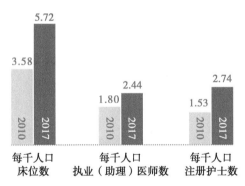

2010 年和 2017 年我国每千人口床位数、执业（助理）医师数、注册护士数对比

●（五）重大疾病防控成效明显

1. 重大公共卫生服务项目 2016 年累计覆盖近 2 亿人。

2. 逐步建立覆盖全国的慢性病防治服务体系及信息管理系统。

3. 多数疫苗可预防传染病，发病率降至历史最低水平。例如 5 岁以下

儿童乙型肝炎病毒（HBV）感染率降至 1% 以下；获得性免疫缺陷综合征（AIDS）整体疫情控制在低流行水平；结核病控制指标提前实现联合国千年发展目标；血吸虫病疫情降至历史最低水平；实现无脊髓灰质炎目标。截至 2016 年，儿童免疫规划疫苗接种率均保持在 99% 以上。

●（六）卫生法律法规体系不断健全

1.《中华人民共和国中医药法》颁布实施。

2.《中华人民共和国人口与计划生育法》修订。

3.《中华人民共和国基本医疗卫生与健康促进法》立法加快。

三、逐梦前行

我坚信，中华民族伟大复兴必将在改革开放的进程中得以实现。

——习近平

当 2018 的钟声在东方响起，习近平主席向 14 亿人民宣告："改革开放是当代中国发展进步的必由之路，是实现中国梦的必由之路。我们要以庆祝改革开放 40 周年为契机，逢山开路，遇水架桥，将改革进行到底。"

"当前，由于工业化、城镇化、人口老龄化，由于疾病谱、生态环境、

生活方式不断变化，中国仍面临多重疾病威胁并存、多种健康影响因素交织的复杂局面。"《中国健康事业的发展与人权进步》白皮书指出，保障人民健康是项系统工程，需要长时间的持续努力。

凡是过去，皆为序章。我们正站在新的历史起点上。

路在前方，路在脚下，但从未如此充满希望；梦在心里，梦在远方，但从未像今天这样值得为之不懈努力。健康中国的前路洒满阳光，请相信，在护佑生命与健康的道路上，始终有我们相依而行。

[数据来源：《2017年我国卫生健康事业发展统计公报》、《2017中国卫生和计划生育统计年鉴》、2017版《国家基本医疗保险、工伤保险和生育保险药品目录》、《2017年国家医疗服务与质量安全报告》、《中国心血管病报告2017》概要、《中国健康事业的发展与人权进步》白皮书、《发展权：中国的理念、实践与贡献》白皮书、《中国的医疗卫生事业》白皮书、《"十三五"深化医药卫生体制改革规划》、《"健康中国2030"规划纲要》、《中国居民营养与慢性病状况报告（2015）》、《中国妇幼卫生事业发展报告（2011）》、《中国统计摘要2009》、《2008中国卫生统计年鉴》、《中国历年卫生机构数和床位数统计（1949—2004）》、《1991年全国新生儿死亡情况分析》、《建国60年政府卫生投入和卫生总费用核算的回顾与展望》、中华人民共和国中央人民政府官网、国务院新闻办公室官网、国家卫生健康委员会官网、国家统计局官网、The Lancet、The Lancet Global Health 等]

（作者：王斓）

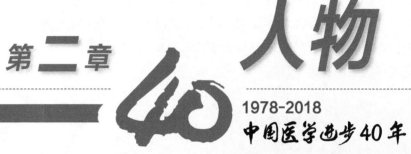

第二章 **40** 人物

1978-2018
中国医学进步40年

吴孟超：心怀祖国，让更多患者得到救助

"那一年（1956年），我的人生有三喜：一是入党了，二是参军了，三是晋升为主治医师。"面对镜头，一位用近乎一生时间奋斗在我国肝脏外科领域的医生——海军军医大学附属东方肝胆外科医院的吴孟超院士，露出了自豪与欣慰的笑容。吴孟超，被誉为"中国肝脏外科之父"。从年少回到祖国怀抱至今，在几近一个世纪的时间里，他守护在手术台，守护在他时刻牵挂的患者身边。透过镜头，毫无修饰的平淡语言，描述了吴孟超朴素的医者初心！

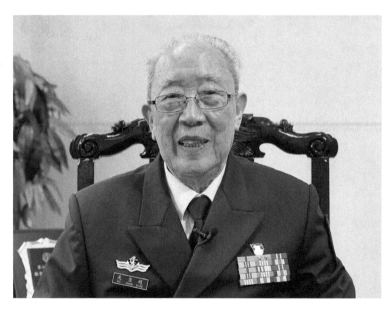

吴孟超院士

一、对病人，我始终如一

并不是每个人，都可以想象自己在96岁时，将以怎样一个状态出现在人们的视线中。而吴孟超院士，年逾九旬，依然每周亲自主刀2~3台高难度的肝胆手术，主持着海军军医大学附属东方肝胆外科医院院长的日常事务，并亲自带教多名研究生。

以"吴孟超"为关键词检索，会发现太多以"首创"和"第一次"为标签的条目：

主刀完成了我国第一例成功的肝脏手术；

翻译第一部中文版的肝脏外科入门专著；

制作中国第一具肝脏血管的铸型标本；

创造性地提出了"五叶四段"的解剖学理论；

创造间歇性肝门阻断切肝法和常温下无血切肝法；

完成世界上第一例中肝叶切除手术；

切除了迄今为止世界上最大的、重达 18kg 的肝海绵状血管瘤；

完成世界上第一例在腹腔镜下直接摘除肝脏肿瘤的手术；

对巨大肝癌的"二期切除"；

对肝硬化肝癌的局部根治性切除；

对肝癌复发再手术；

率先在上海进行了 18 万人次的肝癌普查，开展肝癌早期诊治的课题研究；

为一名仅 4 个月大的女婴切除了肝母细胞瘤，创下了世界肝母细胞瘤切除年龄最小的纪录；

他获得了国家最高科学技术奖，成为此奖项设立以来医药卫生界第一个摘得该奖项的科学家，他有力地说道："我会把一生的精力贡献给医学和科学！"

……

面对成绩和荣誉，吴孟超说："这些都不算什么，我是一名医生，主要就是为了解决人民的痛苦，这是我的天职，我没有忘记这个责任。我坚持做手术，救治病人，这就是为人民服务，让他们恢复健康，家庭幸福！我对病人没有话说！"

没错，正像吴孟超院士所述，他在不被看好的"小个子怎么做得了外科医生"的质疑中，开始了迄今为止 77 年的外科医生生涯，挽救了无数濒临死亡的肝病患者的生命。漫长的岁月，在吴孟超身上被展现得无比凝练，手术、手术后病房巡视病人、带教年轻医生和在肝脏外科领域的不断探索组成了他生命的主旋律，数十年如一日。

1943 年，吴孟超选择考取了同济医学院，成为"中国外科之父"裘法祖的学生。在老师悉心指导下，吴孟超的外科手术技术进步很快。同时，也正是老师当时的一番话——"肝脏外科薄弱，而且我国肝病高发，你有决心，就可以往这个方向发展"，开启了吴孟超带领团队打造中国肝脏外科、领先国际的大门。

"那个时候，肝脏外科没有人去做，国际上很少有人研究，国内就更没有了。我在上海图书馆找到了一本英文版《肝脏外科入门》，用了一个月的时间，翻译成中文。从此以后，我就开始了肝脏外科的行医之路。"吴院士目光如炬，在举手投足间，我们仍然可以看到他 70 多年前的坚定与决心。

书翻译好了，吴孟超便开始了对肝脏解剖的研究。到 1959 年底，他共制作肝脏标本 108 个、肝脏固定标本 60 个。"这样我就对肝脏很熟悉了，肝脏的手术我就敢做啦。"真正的医者，无不存悲天悯人之心。"以前的肝脏手术，患者真的很痛苦，在麻醉之后，把病人泡在冰水里，让身体降温到 32℃，然后阻断肝门血管。我亲眼看过之后，心里很难过，觉得这种方法对患者太残忍了，我下决心还得仔细地去研究。"

心系患者疾苦的吴孟超，潜心钻研，通过制作标本，他对肝脏内部构造以及血管走向了如指掌，烂熟于心。1960 年 6 月，吴孟超在第七届全国外科学术会议上正式提出，根据中国人肝脏大小数据及其规律，正常人的肝脏解剖按内部血管走向可分为五叶六段，在外科临床上则以分为五叶四段最为实用。"常温下间歇性肝门阻断切肝法"，也从此让肝病患者无须忍受"泡冰水"的痛苦。

坚实的前期工作基础，让吴孟超成为手术台上的"神话"，他也用他那双为肝脏而变得异于常人的双手，成就了无数人、无数家庭的幸福。

二、爱国，便是初心与坚持的信念

吴孟超的人生经历，与时代息息相关。

5 岁时，吴孟超随着母亲"下南洋"去找在马来西亚打工的父亲。做福建米糕和割橡胶，成了他难忘的童年经历。尽管生活艰苦，但是深感没有知识没有文化就会被人欺负的父亲，坚持让吴孟超在辛苦工作之余，上学接受教育。

当吴孟超初中毕业时，正值国内抗战时期，身为班长的他号召同学们把毕业聚餐费寄给国内浴血奋战的抗日将士。"有一天，我们在学校的黑板报上看到一封感谢信，上书'朱德、毛泽东回电，感谢你们的捐赠'，所有人无比感动。"年轻的爱国之心因此更加炙热，和许多同学一样，吴孟超决定回国，投身抗日。

这一份赤诚的爱国之心，成为支撑吴孟超坚定一生的初心。1956 年，吴孟超光荣地加入中国共产党，"我激动得不得了，非常兴奋、非常自豪"。也正是这份初心，让他不论身处什么样的环境、遇到什么样的挫折，都丝毫没有动摇过对党、国家和人民的热爱与忠诚，让他在工作中充满前进的激情与力量。

三、做医生，做好医生

吴孟超院士在坚持不懈解除患者病痛的同时，还培养了我国奋斗在肝脏外科领域的众多专家学者，有数据统计，今天中国肝胆外科的中坚力量，80% 是吴孟超的学生、学生的学生和第三、四代的学生，"吴孟超和他的弟子们"撑起了中国肝胆外科的半壁江山。

当谈到对年轻医生的寄语时，吴孟超温和又不无严肃地说道："当医生，首先患者是最重要的，要爱护病人，要保护病人，病人是亲人，要用最准确恰当的治疗方法，而不是最昂贵的治疗去对待病人。"

吴院士强调，作为医生，在学术上，要保持不断学习的态度，拥有随时随地关注学术前沿的热忱。尽管目前肝脏外科手术技术发展领先，可以将病灶有效的切除，但很多时候，疾病有复发的可能。因此，关心和爱护患者，也包括在治疗患者后的随时关注，预防和避免疾病的复发。"我有一个4个月大的肝母细胞瘤患者，篮球那么大的病灶，我们手术后，一直关心着她的成长……"，当谈到患者长大、求学，甚至来到自己身边当了护士时，吴孟超，一位伟大的医者，露出了最真挚的笑容，这笑容背后，便是大医情怀。

"要学习、要研究、要不断进步、要不断地关心病人"，在朴实而又中肯的话语中，吴院士对后辈的期望、对患者的无私，油然流露！

（作者：贾春实）

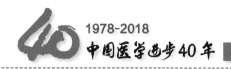
陈灏珠：不为良相，便为良医

他是中国第一个提出"心肌梗死"医学名词的医生；他完成了国内首例选择性冠状动脉造影手术、首例埋藏式永久性心脏起搏器安置手术、世界首次超大剂量异丙肾上腺素治疗奎尼丁晕厥取得成功；94岁高龄的他仍然坚守在医生岗位上，坚持查房、教学、指导临床工作；他，就是中国"当代心脏病学"主要奠基人之一，中国工程院院士陈灏珠。

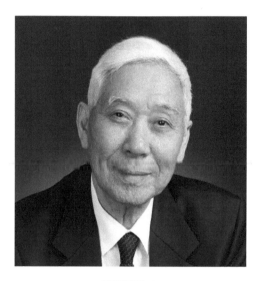

陈灏珠院士

一、自力更生，土办法攻克技术难关

20世纪60—70年代，欧美国家重点研究冠心病，冠状动脉造影诊断和治疗开展得如火如荼。1972年，中美两国外交关系恢复，外宾在学术交流中反复讲述选择性冠状动脉造影技术，引起了临床医生和卫生行政领导的关注。作为心内科主任的陈灏珠高兴地接受了由组织下达的这项攻关任务。

陈院士介绍："当时我院所用的X线机还没有达到完全适合做冠脉造影的水平，如虽有两只球管正、侧位同时摄片，但这两只球管只能水平移动，不能转动。我们就用最土的办法，请木匠师傅制作一只可让患者躺在其中，形似独木舟而能左右转动的床，通过转动病人达到不同角度了解冠脉情况的目的。1973年4月23日，国内首次经皮穿刺股动脉选择性冠脉造影术在我院取得成功。"

这次手术开我国现代冠心病介入性诊断之先河，陈灏珠院士因此被认为是我国心血管病介入性诊治的奠基人之一。

二、新时代，展鲲鹏志

1978 年，随着改革开放的深入，陈灏珠有了施展才华的广阔舞台和前所未有的机遇，他可以把全部心血都倾注在医疗业务、医学教育和科学研究上了。

接手主编《实用内科学》、国际上较早开展经静脉心脏起搏法中止快速心律失常、率先在国内报告血管腔内超声检查显示血管壁病变的研究成果、深入开展冠心病和血脂领域的研究以及中国心血管病流行病学研究，陈灏珠院士始终战斗在科学研究和技术创新的第一线。直到他 89 岁高龄时，还在指导组织调查、培养研究生、总结经验、指导流行病学和人群防治工作。

陈灏珠院士为中国的心血管病学事业倾注了毕生的心血和精力，投入其中也享受其中。

三、从医 70 年，三件难忘事

（一）抢救外宾，一场必须胜利的战斗

陈院士曾经临危受命，接到了一个"必须成功的任务"，五十多年后的今天，提及此事，他依然津津乐道："1975 年，我突然接到院领导通知，立即出发抢救外宾。我院心外科主任石美鑫教授、心内科主任我及上海市胸科医院心外科曹庆亨主任医师组成专家团迅速赶往无锡。病人是美国斯坦福大学寄生虫学家，在参观江苏省血吸虫病防治研究所时突发心肌梗死。我们和无锡医师共同分析讨论后，制定了中西医结合治疗方案。但当时美国代表团对中药治疗心存疑虑，最后双方达成共识：由中国医疗组负责病人的治疗，决定重大措施时征询美国代表团意见。我当时被任命为医疗组组长，主要负责协调和制定治疗决策，责任非常重大。病人所在的治疗室被设置成监护病室，24 小时轮班看护，在我们夜以继日的精心治疗下，病人一个多月后康复返国。"陈院士介绍，当时美国随团医生和病人对治疗非常满意，事后还在美国《内科学文献》杂志上发表了文章，报告了整个救治的经过。

（二）捕捉细节，于绝境处燃希望

如果说对美国外宾的抢救是一场"必须胜利的战斗"，那么还有一出"绝境求生的救治"，也给陈院士留下了非常深刻的印象。

这是一位 28 岁的年轻母亲，发生了奎尼丁性晕厥，陈院士介绍，像这样没有任

何药物能起治疗作用、治疗甚感棘手的病例，他以前也曾亲历多次。这一次，他也像往常一样，在病人病情平稳的间隙翻开案例记录，希望能从中找到一点线索。在这位病人漫长的抢救过程中，有一段"历时200分钟患者没有发作"的记录引起了陈院士的注意，他发现与其他时间段治疗措施不同的是，在此之前患者出现心搏骤停，为了抢救，曾向患者骤停的心脏注射了三联针（直接注入心腔的肾上腺素、异丙肾上腺素和去甲肾上腺素三种药），处理之后患者心跳恢复，且200分钟内没有再发室性心动过速。"我们当时特别高兴，"陈院士兴奋地说，"果断采用持续的异丙肾上腺素静脉滴注，在治疗过程中不断摸索并加大剂量，最后一点点加到了常规用药剂量的15倍，患者病情开始稳定下来……"

这就是世界首例使用超大剂量异丙肾上腺素成功治疗奎尼丁晕厥的案例。这次抢救病人的成功是通过仔细观察和分析，把临床治疗经验、文献和书本知识与最佳的临床证据结合起来，果断创新的结果。本例是成功救治危重病人的典范，值得所有心脏病医生借鉴。陈院士把抢救过程描述的非常仔细，只想告诉年轻医生："这提示我们密切关注患者病情变化的重要性，也许只是一个细节，就可以提示我们改变治疗方式，进而改变治疗结果。"

（二）憾事虽无奈，也能给人力量

身为医者，能成功救治病人，自然使人无比满足；但回首漫漫从医路，遗憾之事也必有二三。谈到这里，陈院士的表情也稍显凝重："那是1968年，我们到贵州去巡回医疗，就是那一年，让我体会到什么叫一穷二白。那里都是山区，完全靠天吃饭，生活和卫生医疗条件都很差，寄生虫病很常见，我们在那里待了一年，也难以改善当地的情况。"

为帮助更多人，2007年，陈院士和家人捐赠一百万元成立"复旦大学陈灏珠院士医学奖助学基金"，近年来，该基金得到社会各界的支持和帮助，资金得以进一步扩大，于2017年更名为"复旦大学陈灏珠院士医学发展基金"，至今已帮助93名医学生完成学业，并帮助云南省培训了150名基层心脏内科医生。

"如果时光可以倒流，您最想回到哪个年代？"

听完记者的问题，陈院士嘴角微微上扬、语调轻快，仿佛已置身那个曾令自己无比自豪的年代："20世纪50—60年代，我们没有外国人来帮忙，也没有进口国外的先进设备，在石美鑫、陶寿淇、黄宛、方圻等前辈的带领下，我们自力更生，掌握并开展了右心导管检查术，因为它极有助于确诊各种先心病和风湿性瓣膜病，成为当年心脏直视下手术前必须施行的检查，促进了心脏直视下纠治手术的发展，挽救了很多患者的生命。那时候我们做心脏内科医生是很有成就感的，很值得自豪！"

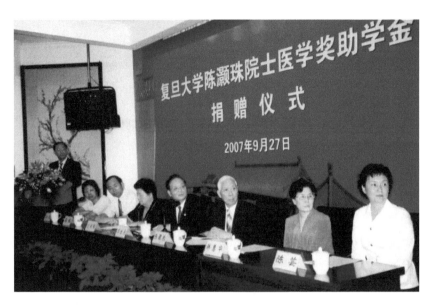

2007 年复旦大学陈灏珠院士医学奖助学基金捐赠仪式

（作者：张利环　徐惕君）

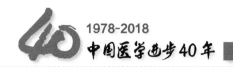

王泰龄：奋斗 70 载的"90 后"

"放心吧，从细胞核的形态和细胞排列来看，这是横结肠管状腺瘤伴随轻度不典型的增生，是不会恶化的。"王泰龄耐心地跟一位前来询问病理结果的患者家属说。对王泰龄来说，这只是日常工作的一部分，可对于病人而言，这是明确诊断，能重燃生的希望。

面前的这位"90 后"，耳聪目明，腰板很直，声音爽朗，精神矍铄，至今已从事病理工作整整 70 年，现在仍每天坚持工作 12 小时，奋战在肝病病理会诊的第一线。今天，王泰龄饶有兴致地与我们分享了她如何与病理结缘，如何成长，以及我国病理学科的发展过程。

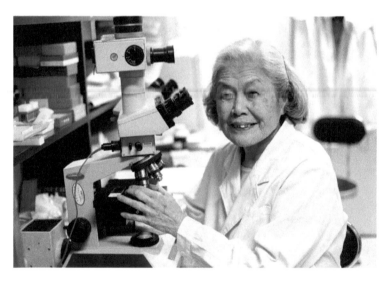

91 岁高龄的王泰龄教授仍奋战在病理会诊一线

一、名家引路，精益修行

现在，91 岁高龄的王泰龄仍保持着每天阅读文献的习惯，"和专业有关的得抓紧看，多看文献，就会知道天下之大"。这个习惯的养成与她学医的引路人刘世豪不无关系。

刘世豪教授（1900—1974 年）是协和内分泌奠基人，是一个非常爱学习的人。"我的父母亲和刘教授一家是非常要好的朋友。在我年少时，我们两家在北戴河度假期间住在一个院里，我是早上 9 点去沙滩游泳，刘教授都是看书到 10 点半，才去海边。他连休假都带几箱书。那会儿，我觉得他言语不多，但就这个学习精神，给我留下特别深的印象。后来，我到北京读高中，平时住校，周末都住在他们家，刘教授对我选择医学的影响很深。"王泰龄情不自禁地说。

"1948 年，我在协和医院做实习医生。开始我本来想搞外科，可是外科教授说，'小祖宗，没有女孩搞外科的'，那我就想到妇产科，觉得能施展拳脚。妇产科林巧稚教授是我的老师，那时候，协和医院要求实习医生在做妇产科医生之前，都要先去病理科轮转一年，打好基础。林教授也特别重视病理，手术结束后都要和病理科医生一起阅片。后来在工作中，我越来越意识到，病理学是各临床学科发展的基础。刘世豪教授也建议我做病理。"

王泰龄自从到协和医院病理科以后，胡正详教授（我国病理学奠基人之一）给了她多方面的帮助和指导。"胡教授让我认识到，医学就像一棵大树，树根是各基础医学，病理科就是树干，树枝就是内外妇儿等学科。病理科要把根的营养送到树叶，也要从树叶吸收营养，也就是说病理必须结合临床。"

王泰龄 1950 年毕业（此时已经在协和医院病理科做助教），那时的她非常自信，觉得已经有能力给学生上课了。有一次，胡正详让她给学生讲炎症。"我们的病理学课程都是胡教授亲自讲授的，我原原本本听了两遍，差不多都背下来了。胡教授问起备课情况时却严肃地问我：'你看了几本书？'我说：'上课的内容您都讲过了，我照着您讲还不行吗？'他说：'不行，你去把这些文献全部看完。'这时候离上课还有二十多天，他让技术员推个小车陪我去图书馆，把当时相关的二十几本书全部借回来，要我把这些材料都看完才能讲课。"这个教训让王泰龄印象特别深刻：只有自己真正弄明白了，才能教别人。

跟随刘世豪、胡正详两位教授的学习经历，给王泰龄奠定了扎实的病理学基本功，养成了阅读专业期刊和文献的习惯，以及树立精益求精的工作态度。无论做什么工作，都要做到最好。最好的标准就是，严谨、认真、坚持，再把眼光放得高一点。

二、默默耕耘，驰骋微观

中华人民共和国成立前，我国的病理学很落后，全国从事病理工作的还不到 50 人。许多院校想建立病理科，但苦于没有人。"胡教授就倡导：一是出书，二是积攒病理切片，还带领我们举办全国病理师资培训班。第一届高级师资班的学员只有十几个人，他们中的大多数都是高年资的内外科临床医生，后来大多成为我国的杰出病理学家。"

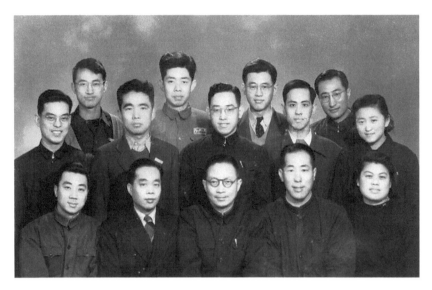

第一届高级师资班学员合影（第一排左起：佘铭鹏，刘永，胡正详，王德修，王泰龄）

王泰龄在长春工作期间（1953—1984年），除了留大体、切片标本，同时还开展尸检和临床病例讨论。她特别强调，对于认识疾病，尸检是非常重要的途径之一。"我记得，有一年一位北京医院住院期间的苏联专家突然死亡，为查明死因，胡教授带我去做尸检，结果发现是动脉瘤破裂引起的大出血。"

这段时间，是王泰龄的"激情燃烧的岁月"。回忆时，她声情并茂，兴致勃勃。"如果时光能够倒流，我愿意回到20世纪50年代，那时候人心齐，目标明确，工作效率特别高，工作积极性也比现在年轻人高。大家都觉得，自己是在做一件非常重要的事。"

1984年，王泰龄调任中日友好医院病理科主任，负责组建病理科。"八十年代，我受命负责全国的病理技术，中日友好医院率先在我国成功开展免疫组化技术，做免疫组化时将冰冻切片改为石蜡切片。后来，病理学会制作了一系列小册子，在全国范围内把这项技术开展起来。"1992年，她还和刘彤华、佘铭鹏、严庆汉四人受邀赴日参加首届中日病理学会。此后，中日友好医院病理科与日本女子大学、日本大学、千叶大学和金泽大学建立学术交流，联合培养研究生。

王泰龄特别珍惜时间，最让她高兴的，就是每天都能过得很充实，多做一些工作。她退休后，致力于肝病病理的临床和研究工作。自20世纪90年代，先后为我国《肝炎防治方案》制定了与国际接轨的慢性肝炎病理分级分期标准，重型肝炎、脂肪肝及酒精性肝病、药物性肝损伤等病理诊断标准。

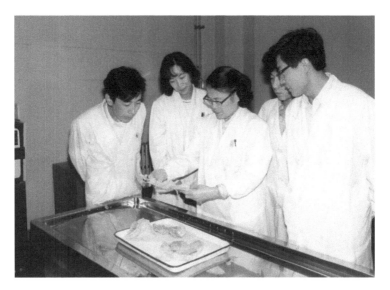

1984年中日友好医院正式开院，王泰龄教授为病理科首任主任

三、芥子须弥，显微流芳

"病理科大夫并不比临床医生高明，只不过我们可以通过显微镜直接观察到病变，而临床医生要'隔着肚皮'分析病情。我觉得最有兴趣的就是，从病理分析疾病的临床过程，帮助临床确诊。我习惯把患者病情发展过程列一个曲线，有助于分析病情变化。"

说到这儿，王泰龄向我们展示了1例刚整理好的会诊病历，里面有一页记录肝生化变化趋势的表格。这是1例肝移植术后的肝穿病理会诊，患者肝生化中多项指标反复升高，经过好几年也弄不清楚病因。王泰龄和她的学生梳理了患者移植术后（2004年）至今的肝生化指标变化特点以及影像学信息，再结合肝脏病理改变，最后发现肝内病变是门脉小支闭塞引起的肝实质缺血性坏死。"

"这就说明一点，病理必须结合临床，具体问题具体分析。"王泰龄让我们看书架上摆放着的一个个厚厚的文件夹，"你们看，我保留了所有来我这会诊的病例切片和临床资料，目前是6900多份。我希望在最短时间内，尽快把我了解的各脏器病变规律，告诉年轻医生，为他们提供学习肝病病理的平台。"

改革开放40年里，我国病理学科发展很快，全国各大院校、地方院校也很重视病理学科建设和人才培养。现在，随着中国医疗覆盖面的越来越广，县一级的基层医

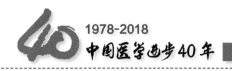
院也必须有病理科，王泰龄觉得，病理科还需要更多的人才。"我国的病理发展与国外还是有差距，国内真正的前沿报道还是不多。实际上，咱们国家病种多，病人多，假如我们好好总结，我相信，几年以后应该是全球都看中国的资料。"讲到动情之处，她脸上露出了少女般的憧憬。

（作者：杨力实）

刘力生：高血压事业要一代接着一代做下去

早上 8 点多，我们来到刘力生教授的办公地点进行采访前的准备，这里也是高血压联盟（中国）及北京高血压联盟研究所的办公地。刘教授的办公室位于这套两居室中的其中一间，布置简洁，其中有一整面书柜，里面摆放着高血压相关的各种资料，以及高血压联盟（中国）的文件、荣誉等。

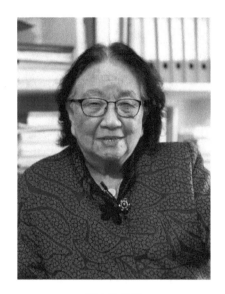

刘力生教授

8 点 45 分，刘教授自行来到办公室，很难想象眼前这位精神矍铄、步伐矫健的老教授是一位"90 后"。已经 90 岁的她仍然奔走在高血压防治工作的第一线，事必躬亲。交谈中，我感受到刘教授作为老一辈医学巨擘的气度，从容、健谈、谦逊、低调。谈起我国的高血压防治事业，她如数家珍，娓娓道来；而当问及她个人在其中起到的作用时，她却觉得这都是团队和联盟共同奋斗的成绩，不愿提及自己的贡献。

一、高血压逐渐受到重视——调查不仅要数字，还要治疗

刘教授说，我国的高血压防治工作始于 20 世纪 50 年代末。1958 年提出了"让高血压低头"的口号，当时上海首先成立了高血压研究所，北京则是在中国医学科学院的领导下成立了由基础研究所、药物研究所及阜外医院组成的高血压协作组，这可谓是我国高血压防控的一个起点。

1979 年 4 月，在河南郑州召开了全国心血管病流行病学及人群防治的协作会议，会议讨论并布置了 1979—1980 年在全国范围开展一次标准化的高血压抽样普查。会上，顾复生教授问："吴院长，查出来，咱们怎么办？"吴英恺教授回答："普查普治，查出来就得治！"刘力生教授笑着回忆道："顾复生教授一向喜欢提尖锐的问题，我也觉得这个问题提得很好的。"

"通过顾复生教授和吴英恺教授发问与回答，我们更加明确了调查不仅仅是要数字，也不仅仅是发表文章，而是要继续往下做，目的是治疗病人。"刘教授说。

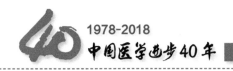
二、高血压联盟（中国）成立——做实实在在的工作

（一）名称的确定有个插曲

1984 年 6 月 22 日，世界高血压联盟正式成立大会在日内瓦召开。经原卫生部和外交部、原国家科学技术委员会的批准，中国于 1989 年 5 月 12 日正式加入世界高血压联盟。同年 10 月 26 日，高血压联盟（中国）在湖北襄樊市召开成立大会，刘力生教授为第一届主席。在谈到高血压联盟（中国）的成立过程时，刘教授笑着说："名称的确定还有个插曲。"

关于"联盟"二字。当时国家不允许成立这样的分支机构，吴英恺教授提出："学会每 1~2 年举办一次学术年会，其余时间大家各做各的事，没有人真正在基层做防控工作，也没有人有精力这样做。但联盟可以做很多工作，包括宣传推广、下基层活动等。"后来的事实证明，联盟确实在高血压防控中发挥了很大作用，"联盟"二字也被保留下来。

（二）通过临床试验保持联盟的凝聚力

刘教授指出，联盟是在参与老年收缩期高血压治疗试验（Syst-China，1987—1993）的 31 个省（区、市）的医学院和医院的基础上建立起来的，要团结各个成员单位，需要有实实在在的工作，因此联盟一直在组织临床试验，包括 Syst-China 研究、卒中后降压治疗随访研究（PATS）、在赞凯蒂（Zanchetti）教授指导下组织非洛地平治疗高血压研究（FEVER）等，同时我国还参加了 ADVANCE、PROGRESS 等国际协作项目，提供了大量的患者资源。

更重要的是，联盟各成员单位通过完成临床试验保持了凝聚力。"否则队伍可能早就散了！"刘教授感慨道。

三、高血压防治事业——再难，也会坚持做下去

（一）不做事就没有发言权

关于正常高值血压（130~139/85~89mmHg）治疗是否获益的相关研究已经开展到第十个年头了，谈到这里时，刘教授摇着头笑了笑说："你说有多困难！但是，不做怎么说话呢？做了才有发言权啊。而且做临床试验只能表扬，不能批评，因为这样的工作既艰难，又没有钱。"刘教授的话语中有些无奈，但又充满了坚定的信念，"高血压研究及防控的事业贵在坚持，应该一代人接着一代人做下去！"

（二）高血压防治需要下沉到基层

刘教授笑着回忆起自己 1980—1981 年到美国学习时的情景："我的导师问我的第一个问题就是'中国的轻型高血压有多少'，我当时真的答不出来，就胡乱说了一个

40%。因为我所在的中国医学科学院阜外医院收治的都是严重的患者，轻型高血压患者根本不会来这里看病。"

因此，高血压防控不能局限于大医院，应更多地下沉基层。例如世界卫生组织的HEARTS项目，明确了心血管疾病防治简单易行的落实方案及路径，并制作成海报，方便基层实施和应用。我国目前准备在福建、安徽、河南、河北做试点。

回顾改革开放40年，刘教授认为，对于中国的高血压防控事业而言，高血压联盟（中国）的成立无疑是最有意义的一件事，没有联盟的成立，就没有上面做的这一系列研究和基层防治工作。她语重心长地说："我在中国医学科学院阜外医院工作，那里是心血管病中心，忙得不得了，但现在医学的弊病之一就是将资源都集中在危重病人身上，而战线前移、预防为主是非常重要的。因此，未来10年，我最希望高血压防治能够真正落地，基层真正把慢性病管起来，成为慢性病防控的主力军，实现最后一公里的目标。"这是刘力生教授的期许，也是未来慢性病防控的发展方向。

当记者问到"如果时光能够倒流，您最想回到哪个年代"时，刘教授笑了起来，她说："我当然希望回到年轻的时候啦！不过现在我还能活动，我挺高兴的，还要撸起袖子加油干！"

（作者：扈妍）

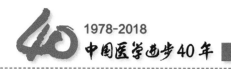

江载芳：献给儿科的六十载芳华

"我中学上的是师大女附中，体育好，功课也好，受家庭影响，就走上了行医的道路。"1943年，17岁的江载芳考入了国立北京大学医学院。6年后，江载芳本可以凭借优异的成绩留在北大医院，却在当时任教于北京大学医学院儿科的诸福棠教授的力主下，来到了北平私立儿童医院，自此开启了半个多世纪的儿科医生职业生涯。

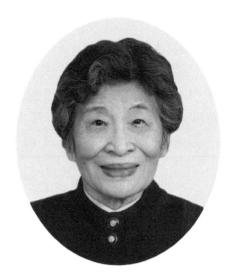

江载芳教授

一、与儿科结缘边学边做

1949年10月，中华人民共和国成立。当时的儿童医院位于府前街，只有3名医生，30张床位，但病人却非常多。医生们是24小时负责制，既要管病房，又要出门诊。江载芳每天8点开始门诊，往往要等下午3点才能吃上午饭。每周只能休息半天"我们当时年轻、能干，

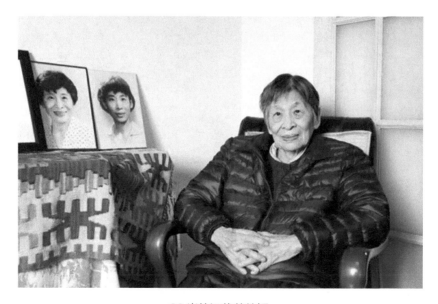

90岁的江载芳教授

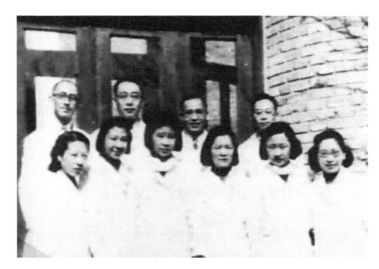

北平私立儿童医院医务人员合影: 江载芳教授（前排左三）

不管多少病人都能够'消化掉'。"江载芳自豪地说："最多的时候，我一天看了100名病人呢！"

1952年6月1日，时任北京市副市长吴晗代表政府接收了北平私立儿童医院，更名为北京市第二儿童医院。并于1955年"六一"儿童节迁至西城区南礼士路56号，正式更名为北京儿童医院。同年，江载芳留苏深造，开始了4年硕博连读的留学生涯。

后来，吴瑞萍副院长也来到苏联，鉴于当时我国肺结核病高发，治疗水平低，儿科领域无人进行结核病诊疗方面研究的现状，他希望江载芳从事结核病领域的研究。

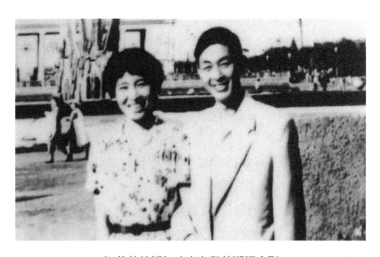

江载芳教授与丈夫在留苏期间合影

江载芳便从莫斯科第一医学院（现莫斯科谢切诺夫医学院）调到莫斯科市结核病学研究所，开展了题为"CIP 激素辅助治疗结核"的博士课题研究。

1959 年，江载芳学成归国。当时位于通县（现北京市通州区）的北京市结核病防治所要成立儿科，将江载芳借调过去。就这样，江载芳一面管着儿童医院儿科病房的 40 张床位，一面每周还要到结核病研究所出 2~3 次儿科门诊。当时的通县可绝非如今的"城市副中心"，从通县县城到结防所的 3 千米路程要徒步走过去。

二、以临床为科研的土壤培养年轻医生

1980 年，江载芳在美国贝勒医学院附属德州儿童医院做了一年的访问学者。期间走访了多家医院，以了解现代医学的最新动态。"美国医生科研工作开展的十分出色，虽然病人没有我们多，但他们擅长将临床中遇到的病例进行深入的研究。"一年后，贝勒医学院希望江载芳能够留下做课题，但她却毅然决然地回到了祖国。

虽然在美国的时间不长，但凭借着丰富的临床经验，江载芳了解到了很多医学前沿的信息；其中曲霉菌肺炎就是她无意中在一本外国医学杂志上看到的。由于在国内从未听说过这种病，回国后，江载芳特地嘱咐科里的医生要注意临床观察。功夫不负有心人，1990 年，正是江载芳发现了中国首例曲霉菌肺炎。

"病人收进来后病情十分严重，呼吸困难，有时候带喘，有时候不带喘。我觉得这不像是一般的病毒性、细菌性肺炎，而是隐隐地感到很像是曲霉菌感染。经过血液、微生物学检查，确诊了我国首例曲霉菌肺炎。"

"对症才能下药，我们将二性霉素 B 用 5% 的葡萄糖溶液稀释成稀溶液缓慢静脉滴注，并时刻监控病人的反应，不久，病人就痊愈了！"

除了关注新的疾病，江载芳还时刻关注着国外医学技术的最新进展。在 20 世纪 80 年代，我国在临床上观察肺叶及亚段支气管病变时使用的支气管镜直径有 0.6cm，会给儿童造成很大的痛苦。往往需要对咽喉进行局部麻醉才能使用。当时，江载芳发现了一种代替传统支气管镜的新器械——纤维支气管镜。

"这种支气管镜管腔很小，又细又软可以弯曲，可以轻松从口腔或者鼻腔进入气管直至各支气管段口。在头部有光源，还能拍照！真是为小患者量身打造的！"谈起技术的发展，江载芳显得十分兴奋："特别是 20 世纪 70 年代发展起来的 CT 成像技术，给医学影像学带来了革命性的进展。从最初的非螺旋 CT，到单层、多层螺旋 CT（multi-slice spiral CT,MSCT），在无创影像诊断学中开创了一个全新的领域。MSCT 扫描速度快，可减少呼吸运动引起的伪影，对不能合作的小儿和危重患者病灶的检出和定性有着极大的帮助！"

作为博士生及博士后导师，江载芳教授先后培养出 24 名硕士、16 名博士和 1 名博士后。赵顺英、刘秀云等小儿呼吸领域专家都是她的得意门生。但在遇到"偷懒"的学生时，江载芳也丝毫不留情面："曾经有一名研究生，我让他搞一个结核菌原发耐药性研究，样本就从儿科的病人里培养，但他却直接从北医要来了 50 个菌株去做，容易是容易，可这个题目却落空了。我就特别严格的批评了他，对他说：'你不要再进我的结核病房了！'因为离开了临床，医学便失去了生长的土壤。"

此外，在 21 世纪后，江载芳团队又先后诊断了闭塞性细支气管炎、结节病、肺泡蛋白沉积症、肺泡微石症及各种间质性肺炎。近年来，他们还开展了基因相关的儿童间质性肺疾病的研究。江载芳教授主编的《实用小儿呼吸病学》、《实用儿童间质性肺疾病学》等书受到了广大儿科医生的欢迎，甚至被很多医院的儿科作为"工具书"使用。

三、面对儿童患者要懂得"察言观色"

当前，我国儿科面临着医生严重短缺的现状。在刚刚过去的冬天，全国性流感暴发让大部分医院的儿科都陷入瘫痪。深圳某医院一名儿科医生一天看了将近 300 个病人，是普通门诊工作量的 3 倍；天津某三甲医院甚至因为儿科医生全部病倒而导致儿科停诊……医生超负荷工作的背后，是目前医疗系统面临的一个全国性现象：儿科医生荒。对此，江载芳坦言："孩子不会说话，对病痛往往无法表达，而家长的表达往往也并不准确，这就对儿科医生的问诊技巧提出了很高的要求，要懂得'察言观色'。而即便是这样，及时发现问题也是很不容易的。儿科医生不仅责任大、压力大，工作辛苦，收入较其他科室也要少。'金眼科，银外科，最苦最难小儿科'后半句就是我们的真实写照。好在儿童医院的医患关系一直以来都是比较好的。我们的医生都很有耐心，更能够真心体谅家长的难处，真心为患儿解决问题，跟患儿家长的关系都很不错。"

北京儿童医院年门诊量 300 余万人次，住院病人 7 万余人次，手术逾 2.3 万例，其中一半是外地患者。在这个庞大的数字背后，是 2000 余名医护人员超负荷的工作。"很多来儿童医院就诊的小患者只是患有普通的发热感冒，根本没有必要专程前往儿童医院就诊。图'安心'的患者大量涌入，势必会造成'看病难'现象。"江载芳无奈地摇了摇头，又转而一笑："不过现在情况正在改善，我听说（北京）儿童医院先后和全国 20 多家儿童医院构建了儿科医联体。可以进行专家共享，让病人不动，专家动。情况已经好一些了！"

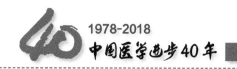
　　"我希望未来的儿科医生能够多做一些真正用于临床的科研工作，这方面我们之前的儿科医生都做得还不够，一方面是临床工作压力大，另一方面，在医院乃至国家层面也应该对儿科的科研工作给予更多的支持与鼓励。我希望儿科能在未来的10年中不断发展，有越来越多的优秀年轻人投入到儿科学领域。"江载芳想了想，又补充道："我想，这就是最好的时代，而且会越来越好的！"

（作者：尹晗）

孙燕: 用一生做爱国者、好医生、好老师

中国工程院院士、中国医学科学院肿瘤医院孙燕教授1951毕业于燕京大学，1956年获协和医学院博士学位。他的医术精湛，享誉国内外，是我国肿瘤内科治疗专业奠基人。在孙燕院士的引领和众多肿瘤内科医生的多年努力下，我国对淋巴瘤、小细胞肺癌和睾丸肿瘤的综合治疗水平进入国际先进行列。他首先应用现代科学方法阐明了扶正中药的免疫调节作用。在他的职业生涯中，共计发表论文380余篇，编写肿瘤学著作42部，多次受到中央保健委员会的嘉奖，享受国务院政府特殊津贴。在此，我们用文字记录了孙燕院士的职业生涯。

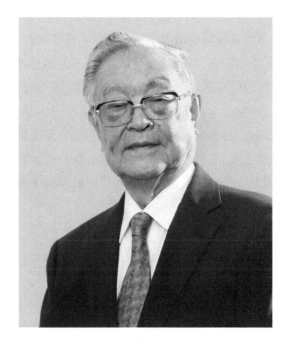

孙燕院士

"对我来说，宁可要具有爱心会看病的好医生，也不需要只会研究而不会看病的人来临床工作。我们培养的博士都是'文武双全'的，这样才能成才。'实践是检验真理的唯一标准'，在临床上更是如此。肿瘤很复杂，所以学习实践一辈子，仍然觉得很多还不会。这就像是我的老师张孝骞教授说的：'对待每一个新患者都要如履薄冰，小心谨慎观察。'"

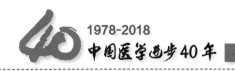
一、奠基：扎根中国肿瘤临床事业

在 20 世纪 50 年代，我国实体瘤研究领域仍是一片空白。1957 年，中央敏锐地认识到肿瘤在卫生工作中的重要性，果断地将正在筹建的国际医院改为肿瘤专科医院，并在 1958 年开始接待患者。

1959 年，为了开展多学科综合治疗，孙燕从协和医院被调到肿瘤医院，两位老院长给他和周际昌布置了一项任务：开创肿瘤治疗这一全新学科内科治疗。万事开头难，当初的病房只有 5 张床位，此后孙燕等人克服万难，经过 5 年的艰苦努力，使内科肿瘤学茁壮成长，到 1965 年，肿瘤内科已初具规模，病床增加到了 30 多张，有青年医生 5 名、进修医生 2 名、护士 8 名。同时，科室的医疗和科研工作也有了很大进展。1960 年，乳腺癌综合查房建立，1965 年内科病房正式成立。

从 1960 年起，孙燕团队试用中国医学科学院药物研究所开发的抗肿瘤新药 N- 甲酰溶肉瘤素治疗睾丸精原细胞瘤，取得突出成果，很多晚期患者得到缓解和根治手术的机会。该研究论文于 1962 年在莫斯科召开的第八届国际肿瘤大会上进行报告，引起轰动，当时被称为"药物治疗有效控制肿瘤的典范"。改革开放后，国家派出专业人员到欧美国家学习访问，孙燕和胥彬、韩锐、管忠震、廖美琳等也乘着改革开放的春风，于 1979 年后陆续到美国、加拿大等国家的肿瘤中心学习、工作，不但开阔了眼界，也与国际同行建立了密切联系，这为这些当时的年轻学者回国后促进我国临床肿瘤学的发展打下了基础。

二、团结：致力于学术团队的建立

1982—1983 年，以孙燕为代表的我国肿瘤事业的先驱者们相继归国后，便如火如荼地着手推动我国临床肿瘤学发展和研究，把西方发达国家在肿瘤学研究方面的成就介绍给国内的所有同行。从 1983 年开始，孙燕不断地以鲜活的形式，开始组织各种学术活动、会议和培训班，包括为国际抗癌联盟（UICC）举办的亚洲地区肿瘤内科学培训班、全国内科治疗学习班、肿瘤 GCP 培训班等；将世界卫生组织（WHO）癌症三阶梯止痛原则引入国内；引进很多国际性的会议，培养了大量的临床肿瘤学专家。

1996 年，在昆明召开的第三届亚洲临床肿瘤学会（ACOS）会议时，包括孙燕在内的几位学者提出："为什么不成立我们的临床肿瘤学会？"经过一年的筹备，在原卫生部部长钱信忠、崔月犁、陈敏章和副部长彭玉，以及中国抗癌协会理事长张天泽及吴孟超的支持和倡导下，中国抗癌协会临床肿瘤学协作专业委员会（CSCO）于北京成立。其后短短的 20 年里，以"团结、协作、务实"作为会训，在几任理事长及秘书长的领导下，CSCO 不断发展壮大，成为中国临床肿瘤学事业的先锋队和最活跃的专业学术组织。2003 年，美国临床肿瘤学会（ASCO）与 CSCO 达成互认互惠关系。2003 年 11 月，孙燕作为 CSCO 指导委员会主任当选为亚洲临床肿瘤学会（ACOS）主席。目前，CSCO 已经有个人会员 13 000 余人，团体会员 98 个，成为我国医学界第一个与国际全面接轨的重要学术组织。

1964 年，中国第一届肿瘤化学治疗会议在上海召开，参会者只有寥寥 24 位，包括吴桓兴、金显宅两位元老和从事肿瘤基础和临床研究的专家医师。当时的情境，让很多奋战在肿瘤治疗领域的医生一度感到孤单，每见到一位从事临床肿瘤学，特别是内科的同行就十分亲切。如今，飞速发展的内科治疗已成为肿瘤治疗的三大支柱之一，CSCO 每年大会参会的代表近 2 万人，并有很多国际肿瘤工作者参加交流。

同时，无论是 CSCO，还是中国肿瘤内科学会（CSMO），都涌现一批非常优秀的年轻人，他们已成为各个地区、各个机构的学术带头人，推动着肿瘤学的不断发展，这也让以孙燕为代表的我国肿瘤事业开拓者们倍感欣慰。

三、实力：加快临床研究的发展

中国抗肿瘤新药的研究已经有 60 年的历史。但由于种种原因，近年来才开始有快速的进展。2016 年，习近平总书记在科技创新和两院院士大会上，几次提到"十二五"期间在医药领域内取得的成果；国务院《"十三五"国家科技创新规划》共提及"医药"一词近 20 次，都说明党和国家对医药创新的重视。

2009 年，为纪念中华人民共和国成立 60 周年，孙燕院士曾总结临床肿瘤学的重要成果。在 1973—1975 年组织了全国居民死亡回顾调查，并编写了著名的《中华人民共和国恶性肿瘤地图集》，受到全世界同行的重视。从 20 世纪 80 年代中期开始，孙燕院士团队和美国国家癌症研究所（NCI）达成协议，在高发人群中开展维生素加微量元素的双盲干预实验，研究结果 1993 年发表在《Journal of the National Cancer Institute》杂志，治疗组食管癌、胃癌和白内障（因为这些药物具有抗氧化作用）发病率均有下降，是这类干预试验中唯一阳性结果，受到国家广泛关注。

近半个世纪以来，中国在相当长的时间里，主要是学习和引进国外抗肿瘤药物和方法，但在肿瘤内科治疗领域内，仍然有一定的开创性工作，改善了临床实践。除了前述大剂量化疗治疗绒毛膜上皮癌、N- 甲酰溶肉瘤素治疗睾丸精原细胞瘤以外，还有全反式维甲酸和砷剂在急性早幼粒白细胞治疗中的应用、榄香烯治疗癌性胸水、参一胶囊抑制肿瘤新生血管、重组人血管抑制素提高非小细胞肺癌化疗效果等。这些研究项目大多曾经获得国际上的大奖和国家奖，多数已经进入诊疗规范。

近年来，中国自主创新的药物日益增多，"十一五"期间中国自主研发的表皮生长因子受体酪氨酸激酶抑制剂（EGFR-TKI）治疗具有基因突变的非小细胞肺癌的埃克替尼上市，成为全球第3个同类药物，且不良反应较低；"十二五"期间中国创新药物，治疗胃癌的阿帕替尼和治疗T细胞淋巴瘤的西达本胺上市；"十三五"期间有望走出的创新药物还有恩罗替尼、阿可拉定、艾维替尼等。

同时，中国临床肿瘤学家越来越多地参与或主持了国际多中心临床研究。例如由中国学者发起组织的、在亚洲开展的多中心Ⅲ期临床研究——IPASS研究，在2008年的欧洲肿瘤内科学会（ESMO）上公布了最终结果，论文发表在《新英格兰医学杂志》上，这项纳入来自87个临床中心的1217例初治晚期非小细胞肺癌患者的研究，比较了吉非替尼与标准化疗（卡铂+紫杉醇）的疗效。研究发现，在亚洲的非吸烟肺腺癌患者中，吉非替尼作为一线治疗，优于传统化疗，这一优势尤其体现在存在表皮生长因子受体（EGFR）基因突变的肺癌患者中。这项结果进一步促进了分子靶向治疗在常见肿瘤治疗中的应用，更是中国临床肿瘤学者对世界医学做出的重要贡献。

近几年，我国在临床肿瘤学国际会议上，不断发出"中国好声音"，在靶向治疗、免疫治疗、基因研究方面都有重要的报告。这些进步，都让孙燕等先导者们相信，在"十三五"期间，中国会有更多的创新药物上市。而最近，我国加入国际人用药品注册技术协调会（ICH），无疑将会使我们的临床研究进入国际大家庭，取得更为丰硕的成果。

祖国医学在慢性病的调控上具有独特的作用，而调控是21世纪医学的重要组成部分。靶向治疗本身就是调控，中国学者应当更容易理解。与古代调控寒热、虚实和阴阳不同的是，我们目前调控的是基因、受体、免疫和激酶。中医的辨证论治、同病异治、异病同治和目前的治疗个体化应当是研究的重点。提高患者的治愈率才是真正的成果，"与时俱进"的内涵是更有效地为患者服务。

今年，美国临床肿瘤学会（ASCO）年会有十几项来自中国的论文在大会做口头报告，其中包括乳腺癌、软组织肉瘤、肺癌、鼻咽癌、大肠癌、骨肉瘤、肝癌和免疫治疗方面的论文。孙燕院士等肿瘤内科的先导者不仅培养了大批能领导一方的将才，而且还有能领导、包容各个亚专业的帅才。他经常和吴桓兴教授说："我们村的年轻人真棒！"由此可见，我国在改革开放后成长起来的第三代临床肿瘤学家在国际上的表现，足以让开拓者们骄傲、欣慰。

人才的成长是基础。目前，我国各省、自治区、直辖市和沿海特区基本都有了肿瘤专科医院，而且正努力在地市级发展肿瘤防治机构。我们有信心地预测：在不久的将来，我国临床肿瘤学的发展和对世界的贡献将进入发达国家之林，与我们伟大祖国的政治经济地位相称。不难看出，其中质的改变，就是从学习、追上到创新的药物和基础研究越来越多了。

对于孙燕院士，他一生的三个追求就是做一个爱国者、好医生、好老师。他的人生信条可以总结如下

1. 医乃仁术，人文教育和修养也很重要。

2. 传承是创新的基础；创新是传承的延续。

3. 不能满足于目前临床肿瘤学的现状，必须不断改善患者的生存率和生活质量。

4. 医学没有"天才"，需要临床实践和磨练；成才是马拉松，不是短跑冲刺。

5. 只想工作 8 小时，"当一天和尚撞一天钟"的人不适于在我们这样的医院工作。选择了医生这一职业，就要牺牲自己很多时间、爱好。

6. 看准了就要锲而不舍地前进。

7. 要学会包容，"我们是为了一个共同目标走到一起的"，是一种缘分，公平竞争，和谐发展。

8. 学者与医生是两种概念。医生有医生的要求，就是治病救人，学者则是在一方面知道得比别人多或有自己的见解。医生可以成为学者，而学者在今天不能当医生，需要考取"执业医生执照"。临床医生的研究是转化医学，从实验到临床，从临床到实验再回到临床。

（编辑：贾春实）

陈可冀：常以虚怀纳新事，不肯轻心论古贤

今年已经88岁的陈可冀院士从事中西医结合内科，特别是心脑血管病临床及研究已经60多年，积累了丰富的临床经验，是我国中西医结合的奠基者及开拓者。陈院士与中医药学的缘分从孩提时代开始，他七八岁的时候患有慢性鼻炎，父亲常领着他去看中医、喝中药，大夫会给他开一些辛夷（木笔花）之类的药，可通达鼻窍。在年幼的陈可冀眼中，大夫写的方子上的字迹非常潇洒、漂亮，从此，他便对中医留下了很深的印象。

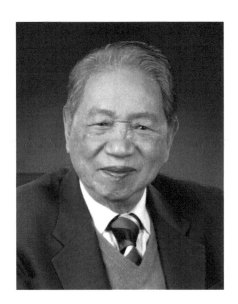

陈可冀院士

一、求学路——机缘巧合，与中医药结下一世情缘

1949年，陈可冀考入福建医学院（现福建医科大学），毕业后在医学院的附属医院当内科助教。

1955年底，中医研究院（现中国中医科学院）成立，并从各省抽调两名毕业三年以上的医生来研修中医。当时年仅25岁的陈可冀在机缘巧合下补缺入选。谈起此事，他坦言："这是我人生中很重要的一个转折——从一名西医大夫转而从事中西医结合、中医药领域的临床和研究工作。"

来到中医研究院后，陈可冀被分配到内外科研究所，并跟随有着"南冉北张"之

称的冉雪峰教授一起负责高干外宾治疗室的工作。在此期间，陈可冀接触了很多病人，这对他学习中医药知识，培养临床诊疗技能起到了很大的指导、帮助作用。

同时，陈可冀也系统学习了很多经典的中医药著作。他强调："学中医一定要学这些经典著作。不学经典，就不知道中医用药的基本理念及原理。而经典医籍的代表著作就是指《黄帝内经》《伤寒论》《金匮要略》和《神农本草经》。其中以《伤寒论》和《金匮要略》的用药准则以及药剂配伍，形成了一个流派，叫经方派。经方派的方剂是要求所有中医都必须学习并能运用的。这四部经典也概括了中医的理论基础。有些医生没有学过这些经典著作，虽然也会开方，治一些病，但没有扎实的理论基础，就算不上完整的中医医生。"

二、师生情——追随名师，低调做人，高调做事

陈可冀一生中曾按照领导的安排，拜过三位老师。其中第二位，也是他跟随时间最长的一位，就是我国著名中医学家岳美中教授。

1972年，岳美中上书原卫生部和中央领导，倡议开办全国中医研究班获准，1976年开始招收第一批学员，1978年转为中医研究生班。

"如今大概有三分之二的中医院校的院长都是从那个研究生班里出来的。"陈可冀说。提起恩师岳美中教授，陈可冀至今仍充满敬仰之情："他平常很少说话，总是低着头走路。但我的老伴陈维养教授说他是'潜水卧龙'。他做人很低调，但做的事情是很了不起的！"

"他古诗文特别好。当时我们在门诊有空闲的时候，他就教我诗韵。后来我整理的《岳美中全集》中收录了他一生的著作，上册、中册是他医学临床经验方面的文章，下册都是他写的诗词。里面也有送给我的，比如这首《赠陈可冀》：

　　　　　　我本无才最爱才，
　　　　　　年来更复抱痴怀。
　　　　　　中医宝藏靠谁发，
　　　　　　愿与吾君好自开。"

三、结硕果——推动中医药现代化研究

早在1955年，陈可冀在参观故宫时，偶然间发现在展柜上展览出的给雍正皇帝、慈禧太后、光绪皇帝等人看病的脉案和开的药方。当时他感到眼前一亮，希望能够把这些脉案医方整理出来。而这个愿望直到改革开放后才得以实现。

"1980年，我再次提出整理故宫博物院清代原始医药档案的想法，很快获得了领导的批准。我用一年时间整理了3万多件原始医药档案，于1981年出版了《慈禧光绪医方选议》。随后又出版了《清代宫廷医话》《清宫医案研究》《清宫配方集成》等6本著作。"

陈可冀曾在《清代宫廷医药档案研究与开发》一文中总结道："清宫内廷医疗经验的特色在于：崇尚实效，辨证论治；法度谨严，广用经方；借重通腑，驱除积滞；征用温病时方，承先启后；废除金石丹药，侧重调补；重视家常防病，清气化湿；实践归经理论，引药丰富多彩；运用代茶饮法，调治兼顾。"

近30余年来，陈可冀在对清宫医疗经验的医药档案继承整理基础上，进行了若干现代科学研究和开发，包括近期进行了对清宫寿桃丸治疗遗忘型轻度认知障碍及延缓衰老作用的多中心临床及实验研究、清宫八仙糕治疗老年人"脾虚"及改善小肠吸收功能的临床及实验研究、古方生脉散对心血管系统效应的临床研究等，让深藏内廷的医方重新焕发光彩。

自20世纪60年代以来，陈可冀领导的中医研究院西苑医院血瘀证与活血化瘀研究课题组在继承传统中医理论和临床经验的基础上，注重创新和发展，经过三代人、前后40余年的连续攻关，在血瘀证基础理论、活血化瘀方药治疗冠心病和介入治疗后再狭窄作用机制、血瘀证诊断和疗效判定标准、防治冠心病和动脉粥样硬化药物研制开发等方面皆取得了突出成果，推动了中医药现代化研究的进程，带动了中医药学基础和临床研究的发展。对此，陈可冀依然记得很多细节。

"我记得一位来自美国的病人的心脏竟安装了40个支架，我觉得植入支架是技术进步，是有效的，但并不是唯一的治疗方法。从20世纪70年代开始，我们和中国医学科学院阜外医院等十几家单位合作，开始对冠心病、心绞痛等疾病进行大协作、多中心研究，并进行了一系列机制研究，还首先在国内开展了中医药电镜下抗血小板的研究、提高纤维蛋白溶解活性，以及降低纤维蛋白第13因子活性等的研究等，进行了大量的生化实验。我们提出了一个方子：丹参、川芎、红花、赤芍、降香等制成活血化瘀方剂，经临床及实验证明确有疗效。这是当年本领域首先运用循证医学评价的方法，进行了随机双盲安慰剂交叉对照试验后得出的临床结果。"

2003年，《血瘀证与活血化瘀研究》被评为国家科学技术进步奖一等奖，是中华人民共和国成立以来，传统中医药领域研究获得的历史最高奖项。

四、话未来——中西医敞开大门进行合作与创新

"最近，《中国科学报》《科学通报》让我写一段话，谈一谈对当代科学研究的看法。我是这样写的：党的第十九次代表大会及第十三届全国人民代表大会第一次会议

都明确支持中医药事业的发展，李克强总理在政府工作报告中还进一步指出'支持中医药事业继承创新发展，鼓励中西医结合'，切中了当前中医药事业发展中的现实问题。一方面我们要强调继承，继承是发展的基础；但只重视继承还远远不够，继承'火'了，还得要'活'起来，要进一步在继承的基础上注重创新，注重转化医学的实践，进一步创新安全有效的药物和方法，为'健康中国'服务，并相应阐明和发展原创性的中医药理念及效应机制，以贡献于全人类。"

"其次，我认为必须要走中西医结合的发展道路。因为很多疾病是结合现代医学诊断的。比方说高血压及糖尿病病人，要观察其眼底视网膜是否有改变等。对于中医与西医两门临床诊疗学问，不仅可以求同结合，也可以求异结合，要强调优势互补，要敞开大门，搞合作与创新。"

在谈到未来中西医结合领域的发展时，陈可冀表示："毛泽东说过：把中医中药知识和西医西药知识结合起来，创造中国统一的新医学、新药学。我觉得这也许要一两百年才能实现。但是我们还是要走这条路。中国的传统医学要继承、要发展，还要创新，要做好转化医学研究，服务临床。要有自信，中医也要走向世界，得到国际上的认可，融入国际社会才行。我希望未来是这样子的。"

"我已经88岁了，如果时光能够倒流，我最想回到的是自己的中学时代。那时候的我年富力强，有着强烈的求知欲；如果回到那时候，我又可以学很多东西啦！"陈可冀说。

（作者：尹晗）

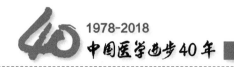
于中麟：是内镜大佬，更像哆啦A梦

　　20世纪70年代末的一天，一位小伙子因胃痛来到北京友谊医院（现首都医科大学附属北京友谊医院）消化科就诊。小伙子刚30多岁，正是身强体健的年纪，通常不会有什么大毛病，但经消化科的一位医生用内镜技术检查后发现，小伙子的胃里有一处早期肿瘤，于是赶紧转到外科，接受了外科肿瘤切除手术。外科医生感叹，一个这么小的早期肿瘤，居然用一个镜子就可以诊断出来！

　　发现这处早癌的医生就是我国消化内镜技术发展的领路人于中麟教授，这例早期胃癌是他用内镜诊断出的第1例癌症。

　　如今88岁高龄的于中麟教授已经退休多年了，他在近60年从医生涯中，在内镜领域取得多项创新突破。对于这些成绩，他的反应却非常平静，他说："我们这一代人，受党的教育，为人民服务的思想非常牢固，做任何事情总是想给人民带来好处，并且让人民承受得起。"

　　大概就是秉持着这种最简单、质朴的初心，于中麟教授才能不断钻研、探索、创新内镜技术，好像神奇的哆啦A梦一样，时不时从大口袋里掏出一些新鲜玩意儿。他在国内研发了内镜下食管静脉曲张套扎术和鼻胆管引流术，率先开展内镜下肝癌介入

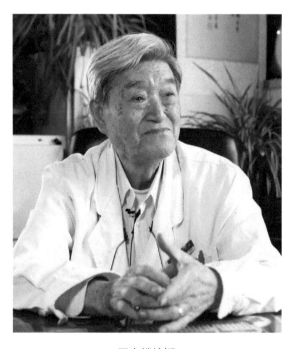

于中麟教授

治疗，倡导癌症的早诊早治，并自筹经费到胃癌高发地区进行早癌筛查项目。

一、40 多年前的一次"海淘"

1956 年，25 岁的于中麟教授从天津医科大学毕业，3 年后，他被调到北京苏联红十字医院（现首都医科大学附属北京友谊医院）工作。当时的消化科医生只能依靠检验科和放射科提供的检查结果对患者的病情进行判断，而在一次学习班的学习中，于中麟教授发现了可以让消化科医生独立诊断疾病的"武器"。

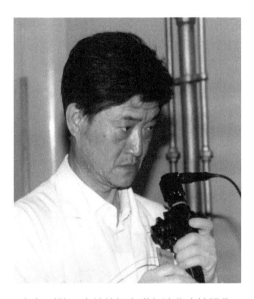
年轻时的于中麟教授在进行消化内镜操作

1973 年，中日刚刚建交，日本一医疗器械公司将医疗器械推广销售到中国，其中就包括消化内镜。该公司在北京协和医院开办了消化内镜学习班，来自全国的百余名医生都来参加，于中麟教授也是其中之一。他看了日本医生的消化内镜演示后，如获至宝，这个新"武器"让消化科医生通过肉眼就可以直观、准确地判断患者的疾病，找出病灶，给予治疗。

"有了它，消化科医生便如虎添翼，有了自己的眼睛，不用再依靠其他科室的检查。"于中麟教授这样描述他与消化内镜初相识的感受，言语中，我们仿佛能看到当时那个兴奋的青年。

这么好用的设备，身为消化科副主任的于中麟教授也想为科室搞到一台。学习班一结束，他便与医院领导商量，向国家申请外汇购买内镜设备。半年后，友谊医院购置了胃镜、十二指肠镜和结肠镜，而头脑活络的于中麟教授便琢磨着让它发挥更多的功能，实现多年的愿望——消化道肿瘤的早期诊断与筛查。

二、开展早癌筛查的心路历程

圈里人都知道，于中麟教授热衷于推广早癌筛查，这与他早年的一段经历有关。

"曾有一段时间，我被安排负责肿瘤科的建设，那时，消化道肿瘤在中国的发病率较高，但由于基础研究跟不上，真正有效的抗癌药几乎没有，而新药的研究周期又

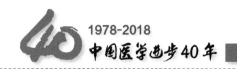
长，我就觉得只能在肿瘤早期诊断和筛查上下功夫。"

当时，河南医科大学的沈琼教授已经发明了食管拉网法检查食管早癌，可由于受到操作手法的限制，早癌检出率仍然有限。"但是在内镜下，医生可以清楚地看到病灶，即便病灶大部分是溃疡，只有边缘处有一些癌变，也可以被发现。"于中麟教授知道，借助这个工具，早癌诊断可以实现了，早癌筛查的种子也在他心里悄然发了芽。

遗憾的是，这颗种子并不足够幸运，它第一次开花的尝试以失败告终。20世纪80年代末，内镜技术在中国已得到一定的发展和普及，此时于中麟教授组织了他的第一次早癌筛查项目——陇海工程，通过陇海铁路沿线的医院对食管癌高危人群进行内镜下筛查。可惜由于没有经费持续支持，项目没有继续下去。但于中麟教授却并未就此打消早癌筛查的念头。

1997年，于中麟教授筹集到了经费，再一次投身早癌筛查项目，在甘肃武威开展了胃癌普查公益活动，终于开启了我国消化道肿瘤早诊早治的防控模式。由于武威是我国胃癌高发地区，且死亡率较高，普查活动受到当地居民欢迎。这次活动筛查了2000余人，共发现10例早期癌患者，他们及时接受了治疗，至今生存良好。

三、"哆啦A梦"口袋里的新玩意

于中麟教授是一位内科医生，但他对外科技术也非常感兴趣。当年他实习的时候，连续值班24小时，可门诊手术的学习就安排在第二天，他也不休息就直接赶过去。"我当时觉得内科的动手操作学习机会太少，只能开药，所以很愿意学习外科技术，外科技术可以快速、直接解决问题。"

延续着"要解决问题"的思路，于中麟教授在内镜技术创新这条路上"开了挂"，不断从他哆啦A梦的大口袋里翻出新工具、新技术，推动着我国内镜技术的发展。

"那时候（20世纪70~80年代）一到冬天，病房里食管静脉曲张出血的患者就特别多，我就琢磨着能不能用内镜治疗呢？"于中麟教授说。后来有一次他到香港参加学术会议，发现内镜下套扎的办法可以治疗食管静脉曲张，这种技术操作简单、经济、安全，非常适合推广到全国。于是他联系到一位天津校办工厂的老师，投入2万元，经过反复设计和不断沟通，国内第一批内镜下治疗食管静脉曲张的套扎器在他们手中诞生了。此后，套扎器被销往全国很多基层医院，并不断改进。"后来到了冬天，病房里食管静脉曲张出血的患者就非常少了，这说明基层医院已经掌握并普遍使用了内镜治疗的方法。"于中麟教授满意地说。

鼻胆引流管是于中麟教授从"大口袋"里掏出的另一个重要工具。当时他通过学习文献，在国内医疗器械相对匮乏的条件下，对十二指肠镜中的细管加以改造，发明了鼻胆管引流术，将科室里阻塞性黄疸经内镜逆行性胰胆管造影术（ERCP）后并发症的死亡率从 13% 降到 0，扭转了 ERCP 诊断阻塞性黄疸的技术已在各大医院偃旗息鼓的局面，他也因为这项技术创新获得了原卫生部乙级科技成果奖。

由于身体状况所限，现在的于中麟教授已很少参加京外的学术活动，他谦虚地说："我现在的主要工作是休息。"但在采访过程中，他很快就露了馅，他并没有安心休息，而是又在哆啦 A 梦的大口袋里孕育新玩意。他兴致勃勃地向记者介绍了一项新发明——可以在内镜下准确测量病灶大小的透明帽。透明帽是应用广泛的内镜治疗附件，于中麟教授巧妙地想到，在透明帽上标注好刻度就可以准确测量病变。采访当天，科里的医生正在试用工厂生产出来的这款透明帽样品。

消化内镜学科发展到现在，技术不断丰富，治疗的内容也发生很大变化，很多过去内科解决不了的问题，现在都可以在镜下实现治疗，免除了患者的开刀之苦。当年科室制定的、听起来遥不可及的医疗质量指标（如消化道出血死亡率等），如今早已实现。但于中麟教授仍然语重心长地表达了自己的期盼。他说："就消化内镜领域而言，尽管我们的医生手术操作很灵巧、成功率很高，还经常在国际会议上进行演示，但中国的原创技术比较少，基本都是从国外学来的。"他希望消化内镜领域的中国医生能加强创新研发意识，也希望国家在原创技术审批政策上给予一定支持。

他对记者说："如果时光能够倒流，我很想回到 80 年代，那时候我还有力量，还能动手研发出新的技术和器械，当年由于条件所限，我研发出的很多设备还比较粗糙，如果能给我更多时间，我想把它做得更精细一些。"

（作者：刘金）

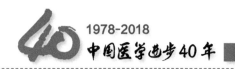

管忠震：一切研究都是为了解除患者痛苦

镜头前的管忠震教授目光平和温煦，朴实本真，不蒙粒尘。他是一汪静水——在他捻着细细的老花镜腿、笑着回忆过往时，你能从他毫无杂质的眼神、淡泊谦逊的谈吐中感受到他为医学、为患者奉献心血的决心。他是周而不比的君子——每句徐徐吐露的叮咛都能透过镜头渗进你的心，安抚了所有浮躁，让初心与梦想分外清朗。

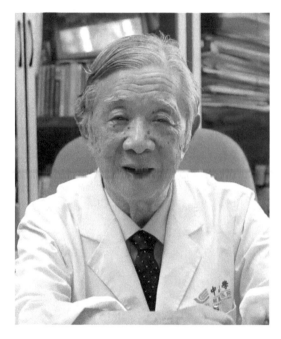

管忠震教授

一、开创中国肿瘤内科

中山大学附属肿瘤医院是在 1964 年成立的，刚成立的时候，只有外科和放射治疗两个科室。当时局限性、可手术的肿瘤基本都在肿瘤外科治疗，另一部分不能完全靠手术治疗的肿瘤，就用放射治疗。整体而言，治疗模式相对简单。

肿瘤医院首任院长谢志光是国际知名的放射学专家。虽然当时在世界范围内肿瘤内科只是刚刚起步，但他知道，药物将在肿瘤治疗中愈发不可或缺。就这样，他凭借极具前瞻性的眼光，建立了我国第一个肿瘤内科，并邀请当时在中山二院（现孙逸仙纪念医院）做内科医生的管忠震加入他的团队。

管忠震来自历史名城安庆，1964年底从中山医科大学毕业之后，就一直在中山二院内科工作。"他对我讲：'我希望你到肿瘤医院来，开展肿瘤内科的工作。我给你配两位助手。'"谈到这儿，管忠震笑了——那两位"助手"比他的年资还要高。

就这样，谢志光将摸索筹建肿瘤医院肿瘤内科的任务交付到年轻的管忠震手上。这并非管忠震第一次接触化疗——1963年在医科院血液学研究所进修期间，管忠震学习了血液系统肿瘤的药物疗法。

"血液肿瘤是当时化疗的重要实践领域之一，但血液内科和肿瘤内科毕竟还是两回事，所以当时让我到肿瘤医院来创建肿瘤内科时，我内心是很忐忑的。"管忠震坦言压力，但更多是敢于直面挑战的沉稳与勇气，"我知道这是全新的工作，所以要尽自己的努力，一面学习一面开创、建设这个新学科。"

二、开拓霍奇金淋巴瘤的"中国路径"：向剖腹探查说再见

提到管忠震，就不得不提他对中国霍奇金淋巴瘤诊疗方案优化的贡献；他在40年前的工作使无数中国患者免于剖腹探查之苦。

当时国际上最著名的霍奇金淋巴瘤专家来自美国斯坦福大学，强调对于霍奇金淋巴瘤患者，一定要查清楚肿瘤在身体内侵犯的范围有多广。由于有些患者有腹膜后淋巴结转移，在影像学检查不够清楚的情况下，他甚至主张对比较晚期的患者进行剖腹探查，清楚划定侵犯范围，再对所有部位进行放射治疗。

"当时我感觉到，这种诊疗途径虽然是由国际上很著名的专家提出的，但我国的患者接受不了。所以我们就积极开展化学药物治疗。"

管忠震和团队成功开拓出霍奇金淋巴瘤的肿瘤内科治疗方法，省去剖腹探查的步骤。1980年，他将相关实践整理投稿到第15届国际抗癌联盟大会，得到当时的大会主席、德国科隆大学的知名肿瘤学教授迪尔的高度赞赏，就这样，49岁的管忠震受迪尔教授邀请，在德国汉堡向全球肿瘤学者汇报霍奇金淋巴瘤治疗的"中国路径"。

回忆起这段经历，管忠震眉眼间洋溢着自豪："这是我第一次在重要的国际会议上做报告。记得当时我们不断得到迪尔教授的认可。"他的报告引起全球临床工作者、特别是发展中国家医生的强烈兴趣，"报告结束后，很多亚洲和非洲医生都围着我，问了很多问题。我非常高兴能代表中国，把我们肿瘤内科的成绩在大会上展示出来。"

三、提起肿瘤内科40年：引以为傲，常怀谦逊

改革开放初期，也是管忠震开始和国际学界频繁进行学术沟通的时期。除了德

国，他还曾赴美国 MD 安德森癌症中心进行访问研究。走出国门，管忠震更清晰地感受到了中国在肿瘤学方面与国际先进水平之间的差距。"我第一次参加美国临床肿瘤学会年会的时候，总共有上千人参会，日本有 50 名专家参加，欧美的专家就更多了，但中国只有 5 个医生参加！当时我就深深感觉到中国肿瘤研究和国际的距离仍然很大。但这也激励了我：既然我从事了这方面工作，就要不断努力让中国赶上国际的研究和临床治疗水平。"

管忠震的倔强，也是那一代医学人骨子里的要强。转眼 40 年过去，他们的努力已见成效。"这些年最大的变化是，中国医学整体和肿瘤医学领域形势都有了很大改观。可以说，现在中国基本上已经和国际肿瘤学平起平坐；中国肿瘤医学的发展进步是令人欣慰的。"

自豪之余，管忠震仍然保有如初的谦逊："我们仍需继续努力——在新疗法和药物研发方面，国外仍处在领先地位。要通过参加国际大会，不断向其他国家的研究者和临床工作者学习。当然，中国也要积累自己的经验。"

谈到 40 年来肿瘤内科的变化，管忠震很感慨。40 年间，得益于肿瘤生物学的突破性发展，肿瘤内科学发展得十分迅速。"所以我十分有幸能在早年就加入这份工作。"管忠震说。在肿瘤医院，肿瘤内科得到不断壮大，如今已发展成与外科、放射治疗同样重要的团队，并且仍然不断有所发现、有所进步。

四、致 47 岁中年人："我希望你们有担当精神"

改革开放那一年，管忠震 47 岁，正是事业刚刚开始收获成绩的时候。当被问及有什么想对现在 47 岁的医生们说的，他反复提到的词是"担当"。

"47 岁是作为一个医生而言开始成熟的时期——你从事临床工作已经十几年了，临床工作经验已经积累到一定程度；如果你不断追踪医学进展，那么你看的书也不少了。所以我希望 47 岁左右的医生有担当精神，要做中国肿瘤医学的主要担当者，严格要求自己，不断地赶上国际先进水平，在学术上、在临床上取得相应的成绩，要不愧于中国在国际上所处的地位。"

面对自己"学者"和"医者"的双重身份，管忠震觉得二者不仅不矛盾，而且是天然统一的："无论是教授也好、学者也好，一切研究的目的都是为了解决患者的痛苦、挽救患者的生命，这是我们研究的主要动力。所以我觉得研究工作和治疗工作是分不开的。"

如今，青年医生们越来越多地面临着研究和临床实践之间的取舍和平衡。对此，管忠震的建议是："作为医生，应该把救死扶伤放在第一位。如果你能真正做到非常关心患者的生命和痛苦，就会不断去了解究竟有什么更新的研究、更好的方法，能使患者获得更好的治疗效果——如果没有这种动力，你的研究工作肯定做不好。"对他而言，将二者分开是不可想象的。

五、大爱：甲子光阴，静水深流

要尽最大努力救患者于疾苦——他不断地重复，他的目光诚挚到毫无保留。他自豪地说："我在专业工作上没有什么遗憾。"然而，那无法言表的、深刻的遗憾深藏在他对家庭的愧疚中。

"要说遗憾，就是我没有很好地照顾父母，"他缓缓地、动容地回忆，"我记得我父亲曾经说过一句话，他说：'家里面要是有个小医生还好一点。'意思就是说，你搞那么多的学术研究的工作，对父母的关心就比较少了。其实，我把我的时间和精力用在追求学术、治疗更多患者身上，他们也会觉得安慰的。"他全部的爱、一辈子的心血，都倾注在他的患者身上。

年逾耄耋，管忠震说，他把更大的希望寄托在年轻一辈身上。"包括我曾经带过的学生、年轻医生，"他说，"希望他们在发展医学科学和救死扶伤的工作中取得更大成绩。"后继有人是最令他自豪和高兴的事——作为导师，管忠震从教60余年，一生培养了不少弟子。"年轻一辈都学有所成，取得了很好的成绩。"泪光闪烁时，微笑已挂上他的嘴角。

（作者：丁雨竹）

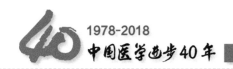
秦伯益：系好人生的扣子

2018 年 5 月的一天清晨，我们在秦伯益院士家中见到了精神矍铄的他。现年 86 岁的秦伯益院士是中国人民解放军军事医学科学院原院长、两院院士，就在我们见到他的前一天，他和军事科学院的 20 位院士一起，刚刚接受了习总书记的接见。他是在毒理药理学领域探索多年的科学家，长期从事国防工业毒物和化学战剂的毒理及防治研究，主持研制成功多项我国创新药物。他是退休后游遍全国名胜古迹的"独行侠"，现已出版《美兮，九州景》和《壮哉，中华魂》两部游记，涵盖他亲身游历的国内几百个国家级的名胜古迹。他出生于江苏无锡的书香门第，是北宋词人秦少游的后人。在采访时，他自豪地向我们展示了家中十余组分门别类、整齐有序的书架和满满的图书。他关心国家政策方针制定、医学教育、医疗行业发展等多个领域。

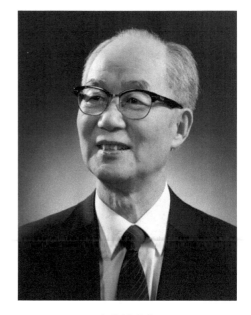

秦伯益院士

一、教育是立国之本，强基固本方能叶茂根深

1982 年 9 月，中国共产党第十二次全国代表大会中提出了教育是立国之本。1995 年 5 月，全国科技大会提出要实施科教兴国的战略。

2014 年，习近平总书记在视察北京大学时寄语青年"要系好人生的第一颗扣子"，也就是明确了基础教育在整个人生中发挥的重要作用。秦伯益对习总书记的这句话拍手称赞。

"纵观改革开放四十年来我国教育的发展历程，在物质建设方面取得了巨大进步的同时，精神文明建设也需要相应跟上。"秦伯益着重强调了教育的重要性。

二、迈好人生的"第一步"，基础教育十分重要

秦伯益出生于江苏无锡，无锡的秦氏家族是江南望族。秦氏祠堂的大门上曾经挂

着一幅对联：辰未联科双鼎甲，高玄接武十词林。意思是说秦氏家族在乾隆丙辰、已未两科考试中，接连两次中了探花，而在祖孙五代中有十名进士点了翰林。结合自己的成长经历和几十年的思考，秦伯益深刻体会到教育，尤其是基础教育对一个人成长的重要性。

秦伯益是这样描绘他心目中教育的内涵的：孩子出生后的学前 6 年，教育主要应该满足孩子的好奇心，启发他们的探究欲，培养孩子多问多想的好习惯。秦伯益的父亲是律师，母亲是语文教师，他儿时的学校紧挨着史上著名的东林书院。在这样的氛围中，秦伯益从小就接受"江南读书人"的文化教育与熏陶，形成了"天下兴亡、匹夫有责"的胸怀。诚信、爱国、不张扬、不贪财、不丢做人底线、坚守民族气节、踏实做学问，都是他人生当中系好的一粒粒"扣子"。

在小学阶段，要重视"爱"的教育。"我小学时上的乡土课，增加了孩子们对家乡的热爱，我的同学们都为自己家乡而骄傲。江南读书人的士人风骨、家国情怀融入我们心中，成为我一生为人处世的基本色。"说到此时，秦伯益露出自豪的微笑。同时，他认为，小学教育还应包括公德课、修身课、公民课等，这些课程都能从不同方面培养爱心、品德与国家主人翁精神，从而决定一个人一生的方向。

到中学阶段，主要应该培养理性和诚信。"中学是人这一生奠定品德基础的重要时期，要做一个诚实的人、守信的人和讲真话的人，人生观基本就这样形成了，以后知识再不断地丰富，内容就更充实了。"

在大学，要培养人格，即人的基本品格。秦伯益赞成医学院校开设多种选修课程，将课程多元化，从而为学生个性特长的发展和今后职业的选择增加机会。去年，他作为非教育领域专家代表，受邀参加了教育管理领域的培训会议，当天报告受到界内听众一致好评。

三、改变医学教育现状，必须与时俱进

虽然喜欢文史，但秦伯益还是走上了学医的道路，在这条路上一走就是 55 年。有了切身经历和体会，就会从不同的角度看待当前的医学教育发展。秦伯益建议让学生按照自己兴趣选择临床、教学或科研等方向，只有热爱方能做好。要想真正发展我国医学教育，秦伯益说："出路只有一条，那便是要与世界先进文明求同。"马克思主义是人类一切优秀文明成果的继承与创新。不可否认，当今我国的社会发展也是与世界先进文明求同的结果。

在面对我们提问如何才能做一名好医生的时候，秦伯益不假思索地说："德不近佛者，你的道德不像佛那样慈悲的话，不可以为医；才不近仙者，你的才能不

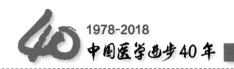
能像仙人那样有本事的话，不可以为医。简单说就是，医生要有菩萨心肠、神仙手段。"

最后，秦伯益说："当前应充分发挥医学教育的巨大作用，让我国医学工作者能够'系好自己白大衣上的扣子'。"

（作者：郑桂香　刘芊）

郑树：回首印迹，不忘初心

思忖良久，终于落笔写下这个标题——"回首印迹，不忘初心"。这也是我国结直肠癌（以下简称"肠癌"）领域的学术泰斗、浙江大学医学院附属第二医院郑树教授在"2018年浙江大学大肠癌国际学术论坛"大会发言中的开篇主题。在"不忘初心"一词频频出现于各种场合，甚至一度泛滥的当下，原本我的内心是有点抵触的，但当我回忆起那天的采访片段，87岁高龄的郑老先生依然像个踌躇满志的青年，神采奕奕地向我介绍他们即将投入到肠癌筛查现场的新技术时，眼神中飞扬着期待与幸福，那一刻，我似乎穿越回到四十年前，看到了在浙江海宁第一次肠癌普查现场人群中那个背影最坚定的郑树。

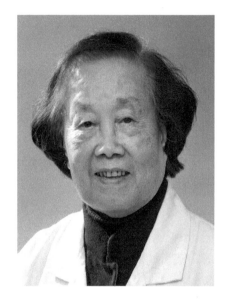

郑树教授

"就是这个（肠癌筛查）工作，人家看看不得了的，25万人当中做出来4000多（例），随访了20年，这是世界上没有的事情。后来这篇文章也发表了，我也不知道自己做的这些事情是（有）那么（大）影响的。回过来想想看是真的不容易，大家一起做，孜孜不倦地做了20年。"

一、从"有意思"的乳腺癌，到"很难搞"的肠癌

20世纪50~60年代，我国肠癌研究尚处于萌芽状态，早期肠癌研究主要在外科领域，通过对临床病例资料总结分析和肠道病理学的形态特点来探索对大肠癌的诊断方法，主要有硬式直肠镜、乙状结肠镜、钡剂灌肠等。1973—1975年，我国开展了第一次人口死因调查，东南沿海地区肠癌的高发病率和高死亡率引起了时任全国肿瘤防治办公室主任、中国医学科学院肿瘤医院李冰教授的重视。此后，她辗转北京、上海两地找到郑树先生，告诉她："肠癌就属你们浙江最多，你别搞乳腺癌了，搞肠癌吧！"彼时，郑树先生刚从美国进修回国不久，在美国时师从乳腺癌领域国际著名学者、匹兹堡大学医学院 Bernard Fisher 教授，后者同时担任美国国家外科辅助乳腺/肠道项目（NSABP）的主席，开创了乳腺癌辅助治疗的先河，在业界颇具影响力。郑树

先生在 Fisher 教授实验室进修的两年时间内，主攻方向是乳腺癌，做了大量关于雌激素受体等方面的基础研究和动物实验，也观摩学习他们如何开展临床试验，因此归国后最初的工作重点依然放在了乳腺癌上。

"我是 1949 年读大学一年级的，完全是在红旗下读书，所以（组织）要我做什么就做什么，很听话的，那时候已经入党了，那就改（方向）吧。改了（方向）有乳腺癌患者的话还是做，但是重心不在那了。"尽管"换专业"在如今人们看来不算个难事——体育明星还唱歌、演小品呢——但在那个年代，"跨界"无疑是需要极大的勇气和毅力的。"其实（乳腺癌）我做得也很好的，发现乳腺癌的雌激素受体有 5 个类型，这 5 个类型跟治疗都有关系，做得非常开心，有很多很有意思的事情，后来也放下了。我就投入到肠癌（的研究中），肠癌很难搞，那时候没东西，你看我有张照片，靠直径 15cm、硬得像钢管一样（的直肠镜），那么做肛门检查。"那时候的郑树先生一定没有预料到，就凭着这"硬得像钢管"的肠镜和直肠指检，1977—1980 年，他们在浙江省海宁市完成了 28.8 万人的肠癌普查，发现 4930 例腺瘤和 82 例癌。这是第一次大规模的人群肠癌筛查，拉开了此后长达四十余年肠癌筛查方案探索与优化的序幕。

二、机缘巧合之下，筛查从海宁开始

1977 年，浙江省承接了全国肿瘤防治任务中肠癌防治部分工作，浙江省卫生局专门发文成立"大肠癌科研领导小组"，郑树先生是小组成员之一。浙江省嘉善县是肠癌高发区，死亡率为全国平均水平的 6 倍，但由于特殊原因，我国第一次肠癌人群防治研究并非在嘉善进行，而是在离嘉善百里之外、肠癌死亡率并不高的海宁进行。

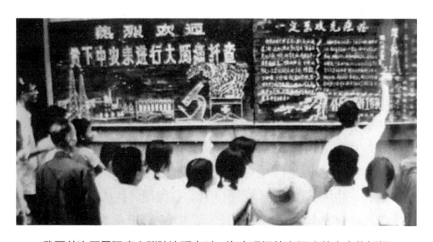

我国首次开展肠癌人群防治研究时，海宁现场的直肠癌普查宣传板报

"这里面有一个故事，我们学校几个人到嘉善去，嘉善（当地官员）跟我们讲：'我们不搞（筛查），你说我这儿大肠癌多的话，我以后怎么招商？'我们没办法，灰溜溜地就回来了。因为嘉善到海宁是一条火车线，海宁有一个搞血防的老于同志，我们下了火车去看他。他一听说我们要搞大肠（筛查），就说：'你到我这儿来弄，我每年要检查血吸虫病，30岁以上的都要来。'我们当时想（肠癌筛查是要求）40岁以上，30岁以上的能来最好，也不要我们去吆喝，就在他那儿弄了。"原本以为这个"特殊原因"或许是"不能说的秘密"，没想到郑树先生侃侃而谈，竟一股脑儿地全分享了出来。

虽然看似顺利地"拿下"了海宁现场，但要管理和组织好28.8万人的现场筛查工作，仅凭一腔热血是远远不够的，完整的筛查流程、现场质控、人员组织与协调、筛检阳性者的后续处理等一系列问题都需要提前设计预案，而此前完全没有模板可以参考借鉴，个中难度不言而喻。郑树先生将这第一次的成功主要归结于"政府重视"："那个时候因为我们省里面组织的领导小组，所以杭州市的大医院都抽了人，自己学校的附属医院病理科、内科，所有的这些老师都作为政治任务去办的。学校也作为一个课题在搞，因为（当时）王季午副校长也是领导小组成员。所以领导重视是关键，老百姓刚好来查也没有意见，我们这批人的积极性很高，就作为一个任务在那里办。"

三、那个叫"ShuZheng"的医生，报告获得了评审第一名

如果说从海宁开始筛查尚属于"歪打正着"，那么此后一系列的文章发表、国际合作、方案优化、产品革新都应该是"命中注定"。

海宁地区的第一次成功，让之后的两次浙江省大规模人群筛查变得顺理成章起来。1989—1990年，他们团队（包括陈坤教授等）在嘉善地区采用13项高危因素问卷、反向血凝粪便隐血试验（FOBT）和60cm乙状结肠镜对6.5万人进行筛查，发现2438例腺瘤和41例癌。2006年，原卫生部启动"大肠癌早诊早治项目"，嘉善和海宁成为"全国大肠癌早诊早治示范基地"；2007—2009年，嘉善/海宁示范基地采用高危因素问卷、2次免疫FOBT和结肠镜共计筛查34万余人，发现1592例高危腺瘤和286例大肠癌，其中早期病变195例。在这个过程中，他们逐渐摸索形成了一套量化高危因素的序贯筛检方案，即首先对40~74岁的一般人群进行初筛，包括问卷调查和FOBT，任一项阳性结果均提示受检者为高危人群，应进一步接受肠镜复筛。

与此同时，郑树先生也在纵向思考之后的研究路径。"我后来想想看不对，因为我们把它界定了，这4000多个人（指第一次筛查检出的腺瘤患者）就是肠癌的高危

人群，扔了可不行。"于是，在此后的 20 年间，他们又对这 4000 多例高危人群进行了大约 7、8 次筛查，一旦发现阳性病灶则立即切除。"4000 多个人这样查了 20 年，后来只剩 2000 多了，因为有的年纪大去世了。使海宁肠癌的发病率下降 30.42%，死亡率下降 17.56%，说明肠癌筛查还是起作用的。像这样的素材，世界上都很少有，因为完全是现场。"郑树先生还自嘲"这是书呆子去做的事"。

在一次国内学者出国参会时，郑树先生想到带着文章去参加学术会议会比较好，遂将 20 年来的筛查随访结果整理撰文并投稿到大会，没想到这"无心插柳"之举竟换回了一次口头报告的机会，并最终获得大会评审的第一名。郑树先生回忆起这段经历时仍忍俊不禁："五篇报告我是第一个讲，报告以后也没完，第二天开大会的时候宣布，'昨天五位报告人，我们评审了第一名，要给奖的，叫 ShuZheng 医生'。我坐在后面，旁边有一些台湾地区的专家讲'是叫你的，你赶快去'，我说'喔，是叫我的'，我赶快上去拿奖牌，然后留了地址，过了一段时间寄来 250 美元的奖金。"

四、"与时俱进"的原则，在肠癌筛查中也适用

郑树先生在与肠癌筛查事业共度的四十年里，见证了全国人肠癌会议投稿从"手写稿"、"印刷稿"到"电子稿"的变迁，亲历了中国抗癌协会及中国抗癌协会大肠癌专业委员会的成立与成长，更是亲自参与了从 0 到 1、再到 N 推动肠癌筛查技术的进展与变革。

在郑树先生看来，这四十年来最大的进步有两点：其一是人们对筛查的接受度提高了，其二是可将肠镜的位置从筛查移至诊治。多年以来，肠镜检查由于其本身容易造成患者不适、有并发症风险、费用较高等原因，往往在筛查中的顺应性不高，大部分人不愿意主动接受肠镜检查。"是不是每个人都需要做（肠镜）？如何精选出（需要做的人群）？我曾经这样想，现在我们（的研究）进入到分子（层面），干嘛筛查还是一定要通过肉眼的观察、病理诊断的方法来做？过去没有好的分子靶点，美国是用大便检测，现在我们自己也有了（粪便 DNA 检测产品），它是根据中国人的基因特点做的，跟美国人基因是同样的，但位点不一样，做出来效果还是不错的。"正如郑树先生所期望的，现在，对于初筛的高危人群采用多靶点粪便 DNA 检测（美国的 Cologuard，中国的常卫清）的分子诊断方法，能有效地筛出真正需要接受肠镜检查的患者（比例从过去的 15%~20% 下降到 2%~3% 左右），让更多人群能够免于承受肠镜检查的痛苦。目前，有学者正在进行探讨肠道细菌与息肉、腺瘤、腺癌之间相关性的研究，一旦试剂盒能够投入应用，预计将很快被引进到肠癌筛查现场中使用。

"我们把学术上的问题做好，（新的诊疗方法）肯定是有效，不会漏诊，而且比现

在的方法还要好，大家能接受，又省钱，国家能够进入医保，这就是最好的事情，就画上句号了。"

五、郑人高义，树木树人

在郑树先生的一篇自述文章中，记录了一段对话，郑树先生问父亲自己名字中"树"的含义，父亲回答说："大树底下好乘凉啊。"而著名作家金庸先生则将郑树先生的姓名解读为"郑人高义，树木树人"。在郑树先生看来，这是父亲和金庸先生的幽默，但从旁观者的角度，二位的解读可谓是"异曲同工，一语中的"。

作为医学院校的附属医院，浙江大学医学院附属第二医院的常规职能除了诊治患者外，还包括医学生的培养教育。在扎根浙江医科大学（现浙江大学医学院）的半个多世纪里，郑树先生先后带教了110多位博士研究生和60多位硕士研究生，目前仍有几位博士研究生在跟随她出门诊、做科研。其"嫡系弟子"——浙江大学肿瘤研究所所长张苏展教授，也在肠癌筛查现场和临床诊疗工作中成为郑树先生最信赖、最可靠的"接班人"。时至今日，郑树先生从医从教已六十余载，春风化雨，桃李芬芳，她就像一棵参天大树，守护、陪伴着一颗颗行医向善的小种子萌芽、茁壮，参悟"仁心、仁术、仁人"之道，树立"除人类病痛、助健康完美"之本。

在聆听过往的经历时，从郑老先生的表情中，我没有捕捉到一丝遗憾或是后悔。我曾经想当然地以为，放弃自己喜爱的"有趣的"专业而投入新的"难搞的"领域，会令人心生不满——正如我们这代人中常常可见的。但现在看来，是我低估了上辈人那深入骨髓的信念与坚守的力量。"我是革命一块砖，哪里需要往哪搬"，国家和人民利益永远高于个人利益，而在满足国家和人民需要的同时，个人需要也得到了满足——因为拯救人们的生命、为国家健康大业服务，本就是医者初心。

（作者：黄蕾蕾）

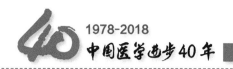
董怡：乘春风而至，踏荆棘而行

  1932 年出生，如今已 86 岁高龄的董怡教授虽然早已退休，仍坚持每周出诊 2 次。董怡教授的办公地点在北京协和医院老楼的一个小房间里，这里也是她与有"中国风湿病学之父"之称的张乃峥教授曾经共事多年的地方。"活到老、学到老"可谓是董怡教授一生的写照。时至今日，听力依然敏锐的董怡教授仍经常参加学术会议，学习了解最新的医学前沿知识。董怡教授还表示，如果时光能倒流，希望回到还在上班、带学生、做科研的时候；那个时候一门心思投入"医教研"，不断学习成长，觉得非常幸福。

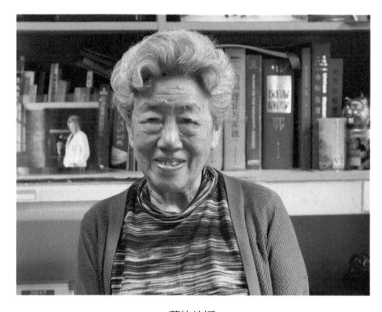

董怡教授

一、创立全国首批风湿免疫科：天时、地利、人和

  中华人民共和国成立之初，传染病在我国是一重大的公共健康问题。董怡与张乃峥教授都曾是北京协和医院传染病组的临床医生。在临床实践中，董怡发现，部分疾病例如类风湿关节炎、强直性脊柱炎等，不知道该归入哪一科，因其不属于当时已有的内科范畴，也不属于骨科。无法分科，对应的研究力量也较弱，这类患者无法得到有效的诊治，致残率非常高。

  从中学就开始学英文的董怡，拥有非常好的外语功底。她在协和医院图书馆的一本英文期刊上看到了一篇关于混合性结缔组织病的报道。在当时，混合性结缔组织病是新建立的病种。由此，董怡认识到自身免疫病在风湿病中占了很大比重，并对风湿免疫病学产生了浓厚兴趣。

当董怡与张乃峥教授谈起风湿免疫病时，两人不谋而合，一起开始筹备组建风湿免疫科。终于在 1980 年，北京协和医院抓住改革开放的机遇，在张乃峥教授的倡导下，成为全国率先成立风湿免疫专科的医院之一。以往只能前往大内科就诊的风湿免疫病患者，有了为他们设立的专科。董怡教授感叹道："协和医院风湿免疫专科的成立，可谓占了天时（改革开放）、地利（北京协和医院患者、医疗、图书文献资源丰富）以及人和（张乃峥教授牵头）。"

同年，董怡前往英国进修风湿免疫病学。口语流利的董怡在英国进修期间可谓交流无障碍，借此机会，1982 年第一届中国英国风湿病学学术研讨会和全国风湿病学大

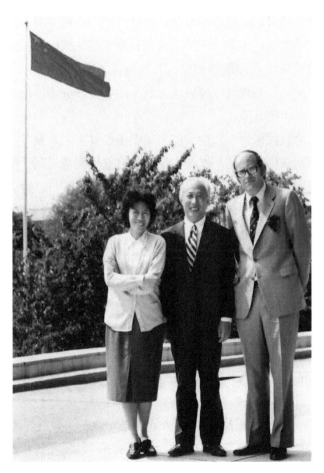

筹备 1982 年中国英国风湿病学学术研讨会期间，董怡
教授（左一）、张乃峥教授（左二）与英国会议联络员合影

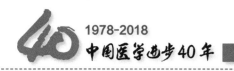

会在北京召开，从此拉开了我国风湿病学蓬勃发展的序幕。

二、开拓创新：国内率先建立抗核抗体谱、发掘干燥综合征新病种

协和医院风湿免疫科刚成立的前10年可谓异常艰辛。创立之初，科里只有张乃峥教授、董怡教授和一名技术员，共3人。20世纪80年代，我国的风湿免疫病学与西方发达国家存在30~40年的差距，尤其是在基础研究和实验室检查方面。为提高我国风湿免疫病早期诊断率，建立我们国家自己的抗核抗体谱迫在眉睫。但那时实验室检查所需的抗原依赖进口，价格昂贵（一瓶售价人民币250元），且不耐用，患者根本承担不起。于是董怡与张乃峥教授便开始招收研究生，组建人才梯队，在一个约20㎡的房间（办公室加实验室），带领学生，从无到有，开始自己做抗原提取。

但这个过程非常耗时，失败率非常高。经过5年的不懈努力，协和医院风湿免疫科在国内率先建立了抗核抗体谱，填补了我国自身免疫性疾病实验室检测的空白，促进了多种风湿免疫病的早期诊断与治疗，大大改善了患者预后，并于1988获得国家科学技术进步二等奖。以系统性红斑狼疮为例，随着抗核抗体谱检测的开展及诊治水平的提高，其死亡率明显下降。

另外，在张乃峥教授带领下，协和医院风湿免疫科率先发掘了当时在国外被定义为罕见病、国内原本认为没有的干燥综合征。那时董怡便意识到，既然国外有干燥综合征，即使存在基因、种族甚至疾病表现的差异，但我国人口基数大，不太可能没有干燥综合征。于是张乃峥教授便牵头开展干燥综合征的全国流行病学调查，董怡则侧重通过细致的临床观察，提出了我国干燥综合征的临床表现与诊断标准。

结果发现，我国原发性干燥综合征患病人数超过类风湿性关节炎，在风湿性疾病中占首位，患病人数达数百万。这一发现纠正了国内外风湿病学界长期以来认为"原发性干燥综合征是一少见疾病"的错误认识，大大提高了该病的诊治水平（该成果于1995年获得国家科学技术进步三等奖）。

三、提升国际影响力：2000年首次承办APLAR年会

1992—2000年董怡担任中华医学会风湿病学分会主任委员。为提高我国风湿免疫病学的国际地位，董怡一直在争取国际会议的举办资格："亚太风湿病学学会联盟（APLAR）年会的举办权是通过亚太地区成员国投票决定的，由于竞争激烈，我们连续3次争取举办APLAR年会都没有成功。例如在1994年我们与已经举办过一次

APLAR 年会的澳大利亚竞争举办资格，而当时澳大利亚的风湿免疫病学比我国先进起码 30 年，我们最终没有竞争成功。但是我们一直在努力争取。例如，向 APLAR 组委介绍我国风湿免疫病学刚成立不久，需要国际上的支持；并且我国作为人口大国，举办 APLAR 年会有利于提高会议的国际影响力；另外，随着我国从相对封闭的状态向开放转变，外国友人对中国比较好奇。此外，通过在国际学术期刊上发表文章、积极参加国际会议来提高我国风湿免疫病学会的国际影响力也是必不可少的。"几经失败，在 1997 年，中华医学会风湿病学分会终于成功申请到了 2000 年第 9 届 APLAR年会的举办资格。

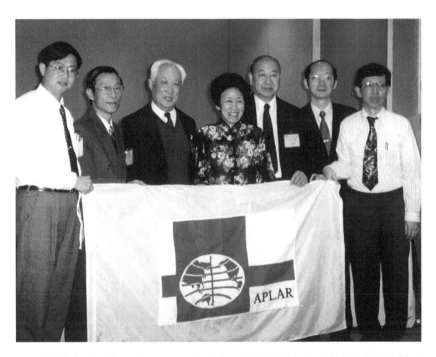

1997 年澳大利亚第 8 届 APLAR 大会上，我国风湿免疫病学分会争取到第 9届 APLAR 大会主办权，张乃峥教授（左三）与董怡教授（左四）作为代表接受象征着 APLAR 主办权的会旗

2000 年的 APLAR 年会开幕式在北京人民大会堂召开，参会人数多达 3000 人。董怡自豪地回忆道："因为进入人民大会堂需要安检，可能会带来不便，当时医学会专门租了十几辆大巴，为防止堵车还专门请警车开道，将 3000 多的参会人员浩浩荡荡地开车送到人民大会堂。"2000 年 APLAR 年会的顺利召开，不仅提高了医学同仁以及大众对风湿免疫病的认识程度，还大大提高了我国风湿免疫病学的国际影响力。

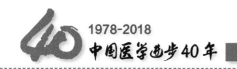
张乃峥教授以及北京协和医院内科主任张孝骞教授无疑是对董怡影响最大的两个人，"特别希望这一代的年轻医生能学习老一辈医生勤勤恳恳、吃苦耐劳、勇于创新的精神，做一个负责任的好医生。"

谈到我国未来风湿免疫病学的发展，董怡教授不禁眼神凝重，她指出："借改革开放的契机，我国风湿免疫病学往前迈了一大步，但未来还有很长的路要走。一是需要根据系统全面的数据分析，建立基于中国人群的中国特色风湿免疫疾病谱。二是需要加大中国特色新药研发。我国风湿免疫领域自主研发的新药屈指可数。例如，可以加强对雷公藤的深入研究。三是需要加强风湿免疫病的三级预防。除了医生以外，希望护士以及康复师也能参与到风湿免疫病的健康宣教中，助力患者生活质量的提高。"

（作者：夏双双　郑桂香）

朱元珏：心无旁骛，踥步不停

四月春风暖，我们一行人穿过光影斑驳的楼道，轻轻叩响了我国著名呼吸病学专家朱元珏教授家的门扉。迎出的是一位身着蓝色针织衫、满脸笑容的"80后"。如今86岁高龄的朱教授，仍然活跃在临床一线，不仅参加北京协和医院的呼吸专科查房，还会用 iPad 进行学术交流、关注医学热点等。朱教授在向我们娓娓道来关于改革开放40年的亲历及所见所悟时，我们能够真切感受到万物复苏时蓬勃的生命力；也能够感受到医者勇敢奔赴时的内心纯粹与激情，真像是开启了"时光机器"。都说老专家是"协和三宝"之一，老专家的实践、见证，实在是弥足珍贵的历史宝藏。

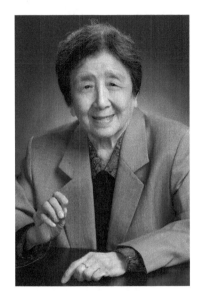

朱元珏教授

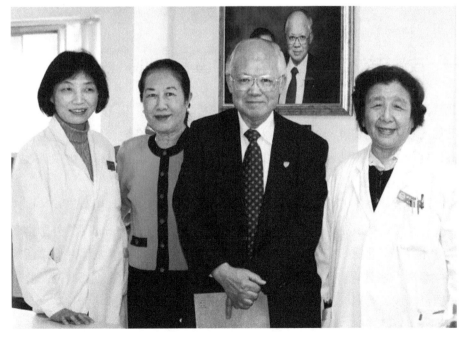

朱元珏教授（右一）与胡应洲夫妇（左三、左二）等在胡应洲图书馆合影

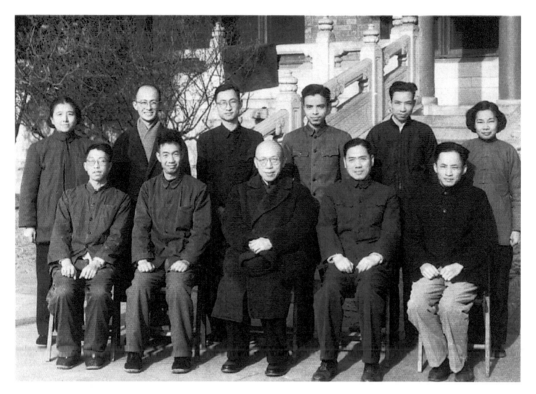

1961 年，北京协和医院胃肠组及进修生合影；朱元珏教授（后排左一）与张孝骞教授（前排右三）

一、改革开放初期：呼吸病学，中国人只能追

北京协和医院呼吸科，是朱贵卿教授带人建立起来的，从无到有、从小到大。提及自己加入呼吸科的初衷，年过八旬但仍神采奕奕的朱元珏教授回忆，当时刚做完总住院医，就加入了"呼吸组"，但并非是因为"钟情"呼吸，而是"组织需要，治病需要"，后来，他就成了"打不走、赶不掉的呼吸派"。

在改革开放初期，万事万物都散发出蓬勃而生涩的活力。那时候，关于呼吸专科书籍很少，但协和比其他医院条件好一些，还有诸如"blue journal"等外国期刊，可以了解学术动态。但是，在 1979—1982 年，朱教授赴美国哈佛大学麻省总医院肺科做访问学者时，才觉得自己真是"刘姥姥进大观园——开眼了"。那时候，肺功能检查在美国已经成为普遍的检查手段，而我国至今尚未完全普及肺功能检查。至于影像学检查，医生下基层时，诊断慢性支气管炎，是不可能做胸片的，主要靠听诊和问病史，科研更是提不上。中国人，只能追！

二、联合借力：开垦呼吸领域的"处女地"

在朱元珏教授的带领下，北京协和医院呼吸科在国内间质性肺疾病的临床和研究方面发挥了积极的影响。

"原先，间质性肺疾病就像未开垦的'处女地'。等你进去以后，就会发现，这种病与职业或环境暴露、药物毒性、系统疾病（如结缔组织病）或外源性因素等都相关。深入进去后，发现牵涉因素越来越多，挺有意思的。一旦被吸引了，你就会心甘情愿地去做。"谈起亚专业方向的选择，记者能够深深感受到朱教授对未知问题的那种好奇与激情。

间质性肺疾病单靠问病史是无法诊断的，X线胸片呈弥漫性阴影，非常多样化，不像实体瘤那么有特点，因此，诊断起来比较困难。"临床医生忙了以后，不易沉下心来看片子，而病理科医生拿到的取材仅仅是肺部一点点的组织，有时很难对患者有整体的认识，这就需要影像、呼吸、病理三家联合诊断。关于间质性肺疾病研究，大家需要合作借力，才能更好地做好临床诊疗与科研工作。"

三、改革开放 40 年：今昔交错对比，惊艳了时光

"从前，'一张胸片定乾坤'，还得去城里做；后来，有了CT，如今又有了高分辨CT、磁共振成像。从前，开胸肺活检，风险很高；如今，可以经支气管镜或经皮穿刺取材，做完就可以知道病理结果。从前，得了肺癌，就等于被宣判了'死刑'；如今，随着分子靶向治疗和个体化综合治疗研究的不断深入，肺癌正逐渐成为一种'慢性病'。从前，提及呼吸科，就想起北京、上海、广州这几家；如今，各省市呼吸科都起来了，群雄并起……能够身临其境见证这些变化，我觉得很幸运。"朱元珏教授娓娓道来，今昔交错对比，如同画卷在我们眼中徐徐展开，真是惊艳了这40年的时光。

2003年初，一场"战争"突然降临，SARS疫情暴发。由于迟迟不能明确病原和传染源，导致中国在防控SARS疫情上处于被动状态。而2013年，我国学者仅用了5天时间发现并确认了一种全新的H7N9禽流感病毒。这一年，恰是SARS过去的第十个年头。从朱教授的讲述中，我们能够感受到我国新发传染防控从早期的"逼上梁山"，华丽转身成"打有准备之仗"。

此外，关于如何推动呼吸病学应与危重症医学联合发展，朱教授强调，"患者突然喘不过气来，如果没有及时插管，连上呼吸机，可能就醒不过来了，这是争分夺秒

的事情。因此，我们必须得有场地——呼吸重症监护治疗病房（RICU），必须得会打这种仗。重症肺炎患者，用不用皮质激素？肺栓塞时，要不要溶栓？这些救人的急茬儿，相关知识技能都得掌握。"

"这40年以来，呼吸疾病谱变化很大，而且诸如肺癌、肺血管病、介入治疗等都有相应重要进展，真是说也说不完！"朱教授补充道。

四、致青年医师：到床旁去学习，"医教研"要全面协调发展

关于床旁学习，朱教授建议："所谓转化医学，就是从床旁发现问题，经过基础研究，将相应研究成果转化成为患者提供的真正诊疗手段，强调的是从实验室到病床旁的连接。可是有时候，患者来了，有的医生头也不抬，就听患者说，有的医生片子也不看，直接就看报告。诊疗结果也许是正确的，但是这样很容易忽略一些患者状况，不经过反问或进一步检查，可能就发现不了主要线索，也不利于发现问题。临床，临床，就是到床旁学习，这是最起码的，也是最重要的。"另外，朱教授还强调，"医教研"要全面协调发展。

（作者：邢英　孙晓庆）

程显声：畅游在丰富多彩的肺血管病世界

"早些年，在很多医生的认知里，肺血管病只是个非常狭小的领域，不为医学界所重视。其实不然，当步入这个陌生的世界后，你会发现，它丰富多彩，景象万千。命运把我送到这个位置，如果换做是别人有可能就不干了，但我就是坚持。"经过几十年的潜心耕耘，程显声教授创建了一个新的专业——肺血管病学，组建了我国第一个肺血管病中心，培养了一支肺血管专业队伍，开创了我国肺血管病防治的新局面。

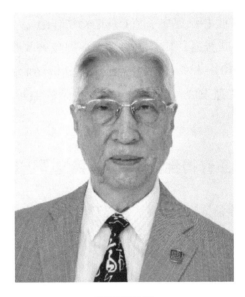

程显声教授

一、与肺血管病结缘，是时代的烙印

1950年12月，年仅17岁的高二学生程显声应招成为一名卫生兵，后被分配到中国医科大学第42期军医班接受系统医学培训，毕业后被分配到解放军胸科医院（1958年医院转业更名为中国医学科学院阜外医院）。

1963年，程显声攻读蔡如升副院长的研究生，研究课题是"肺心病的血气酸碱改变"。当时全国只有这一台血气分析仪，做一次检测需要10ml血液，他们白天黑夜连轴转，共完成100多例患者的血气酸碱分析。遗憾的是，后来赶上特殊时期，论文未及时发表，直到1972年，才在国内首次报道肺心病血气酸碱改变的部分

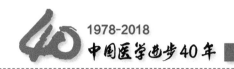

问题。

1972年，原卫生部提出将肺心病与冠心病、高血压作为需要防治的三大疾病；程显声被从医疗队调回北京，受命率领6人团队成立肺心病研究小组。从此，程显声教授再也没有与这个专业分开过。

二、星星之火，可以燎原，肺心病防治推动学科大踏步发展

20世纪70年代，肺心病是我国医学界研究并防治的重点疾病。程显声教授在国内率先成立肺心病研究小组和肺心病（后为心脏肺循环）研究室。随后，星星之火发展为燎原之势，全国多地组建肺循环或肺血管病中心，1973年，全国肺心病防治协作组成立，各省（区、市）也相继成立了肺心病防治协作组。

经过大家20年的共同努力，肺心病的诊治得到显著改善，肺心病住院死亡率降低一半（由31.1%降至10%~15%）；肺功能与血气分析逐渐被全国医生认识和推广；呼吸衰竭的抢救也得到飞速发展……肺心病的防治研究也推动了我国肺血管病学与呼吸病学专业大踏步发展。

三、肺栓塞诊治工作得到推广，"让我觉得这辈子没白活"

在我国，肺栓塞一度被认为很少见，猝死乃至骨折后突然死亡者一概被诊断为急性心肌梗死；而实际上，肺栓塞在我国已成为一种常见病。

1973年，中国医学科学院阜外医院开展了我国首例核素肺灌注扫描诊断肺栓塞，肺栓塞诊治形势从此改变：此前，临床基本上不可能诊断肺栓塞，多是尸检确诊发现。肺灌注扫描以及80年代螺旋CT应用于临床后，被检出的肺栓塞病人越来越多。程显声教授对该领域高度关注，先后发表了十余篇述评，深入探讨了肺栓塞诊断和治疗中的问题及研究思路；1995年、1997年，他先后举办了肺栓塞北京市学习班、全国学习班，将肺栓塞影像学诊断和抗凝、溶栓等治疗方法普及开来，一些单位也组成多中心协作组。通过这些推广，我国肺栓塞防治工作就此铺开。

低剂量尿激酶和阿替普酶溶栓方案的提出是我国学者的重要贡献。程显声教授等参考我国急性心肌梗死小剂量溶栓方案，并结合国外文献考虑缩短用药时间，最终完成前瞻性多中心临床试验尿激酶20 000U/（kg·2h）静脉滴注的方案；随后王辰院士又开展多中心随机对照试验，证实将欧美肺栓塞指南推荐的阿替普酶剂量减半的疗效和安全性，得到国际同道的认可与推广。

程教授自豪地说："通过我们的共同努力，每年成千上万肺栓塞患者得以诊断并

接受治疗。能在这方面做些工作，我觉得自己这辈子没白活。肺栓塞占肺血管病的一大部分，而且可以治好，对肺栓塞的普及仍有待进一步提高。"

四、破解不治之症，肺动脉高压打开新局面

我国对肺动脉高压的研究可以以 2006 年为界，分为 2 个阶段。2006 年前，肺动脉高压研究以血流动力学和流行病学方面居多。1963 年，于秀章报道了 6 例原发性肺动脉高压症，这是我国关于肺动脉高压的第一篇文章；1982 年，胡旭东发表了肺动脉高压 110 例血流动力学分析；"七五"期间，程显声教授一项关于闭塞性肺动脉高压的课题获得国家 100 万元拨款，主要由华毅医师完成了许多有价值的工作。

1995 年，美国批准第一个肺动脉高压靶向治疗药物，国际局势开始改变；2006 年，中国肺动脉高压领域发生了突破性变化。这一年，2 个肺动脉高压靶向药物在中国上市，并且一些年轻医生通过在国外的学习对这一领域产生了浓厚兴趣，他们回国后做了很多工作，因此，肺动脉高压较前得到更多关注，各类研究全面铺开。

五、敏而善思，这些新发现并非偶然

程显声教授对肺血管病的探索脚步一直未停止。他获奖无数；1993 年，他率先在我国提出肺血管病的定义；2011 年，他首次提出"右心体系"概念；即使是最近几年，他也不断有新成果产出，并且乐此不疲。

二尖瓣外科术后发生晚期三尖瓣反流相当常见，传统左心疾病引起三尖瓣反流的机制不能解释其发生。这个问题程教授琢磨了很久，有一天他突然想到，二尖瓣术后心脏纤维骨架稳定性失衡可能是三尖瓣反流的重要始动因素之一。经过查阅文献和深入思考，程教授把这个问题正式提出并于 2015 年发表。同年程教授还发表了我国首例"先天性短腱索致三尖瓣大量反流"的病例报告。在心肺夹缝中生存发展很不容易，早年间，"谁把肺血管病当回事呀"，虽然有时"受欺负"，但程教授乐呵呵地说："我觉得没什么，我每天还挺忙的，查房、看病人……"早年中国医学科学院阜外医院周一至周五是 24 小时在院制，工作不分白天黑夜。即使是这样，程教授每周日上午都会抽出时间去图书馆看书。他回忆说："确实很苦，我不聪明，但努力。"

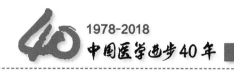
"如果时光可以倒流，您最想回到哪个年代？"

程教授说自己最愿意回到当住院医生的阶段，那时候临床基本功最扎实，成长也最快。谈及对未来十年学科发展的期待，程教授毫不犹豫地说，希望更多的医生加入肺血管病领域，希望这个队伍更加壮大。

（作者：孙云）

廖美琳：柔韧的肺癌诊治执牛耳者

作为中国肺癌领域的奠基人之一，今年已经 84 岁高龄的廖美琳教授每周一和周二上午，仍然在上海胸科医院看门诊。在采访中，她思路清晰，说话不急不缓，谈起自己的工作时，眼里神采飞扬。

"我不知道为什么女学者或女专家会那么少，但我不觉得女性做不好事业，女性是非常坚韧的，这是非常宝贵的品质。"

"我觉得做医生，一定要先做一个正直的人，才能成为一个好医生。医生和病人是一起来对抗肺癌的，需要互相尊重。"

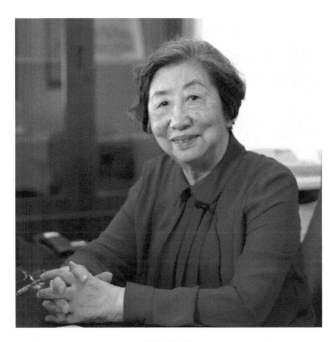

廖美琳教授

一、君子豹变，其文蔚也

廖美琳出生于一个知识分子家庭，爸爸是上海交通大学的老师。

"我一开始并没有想着要做医生。医生这个工作，在外人看起来，又脏又苦又累，我也没想着要做。可是，我爸爸在湖南时因为脑卒中突然离世，这使得我第一次意识到我们国家缺医少药的问题。我当时就想，我可以去做医生，去挽救生命，避免我爸爸这样的悲剧再发生。"就这样，1952年，廖美琳更改了自己报考交通大学电气专业的志愿，考入上海第二医学院，开始了与医学延续一生的缘分。

在毕业后，与瑞金医院擦身而过，廖美琳服从分配到了上海胸科医院。"我当时只是想，工作需要我到哪里，需要我做什么，我就服从工作的安排。我一个人不可能把所有毛病都看好，只要是能帮助病人，我都愿意去做。"在胸科医院，廖美琳成为一个肺科医生。在做了十多年肺科医生后，1970年，胸科医院计划开设我国首个专门针对肺癌患者的肺癌专科病房。"那个时候，医生对于治疗肺癌是完全束手无策的，化疗这些手段都没有很好地开展起来。"廖美琳说。医院开设肺癌专科病房，也是希望能够更好地去摸透肺癌这个疾病，更好地去治疗。同时，这也意味着接踵而来的全新的挑战。廖美琳没有犹豫，参与到肺癌专科病房的建设中。"我的性格是，既然去做一件事情了，就一定要努力把它做好。"

《易经》革卦曰："君子豹变，其文蔚也。"说的是君子顺应时代演进，不断努力革新，就如同豹的花纹，越来越美。这正如廖美琳的从医生涯，一路顺应着工作的需要，克服困难，不断进步。她的生命经历了61年的沉淀，美不胜收。

二、宝剑锋从磨砺出

伴随着肺癌专科病房的建立，廖美琳的工作重心完全放在了肺癌上。"才开始的时候，经历了很多挫折。一开始，我看到病人白细胞往下掉都很怕，不知道该怎么办，"廖美琳回忆说，"我那时候为了解决问题，就不断去读书。"

图书馆成了廖美琳下班之后的"第二个家"，从教材到学术期刊，再到任何和肺癌相关的，廖美琳都没放过，中文的看完了，就看外文的，遇上不熟悉的词，就一边查字典一边看，完全泡在了书堆里。其实，看书这个习惯，是在六七十年代养成的。廖美琳说，那时候没什么事做，下了班也没有什么消遣，所有时间都用来看书。那时候，她把所有和呼吸系统疾病有关的能找到的书都找出来看了，读书的习惯就这么养成了，到现在还从中受益。

"看书也找不到答案的问题，我就去求教别人。"廖美琳说。从上海肿瘤医院的张志毅医生到中国医学科学院肿瘤医院的孙燕医生，还有药研所的研究员，都是廖美琳求教的对象。"才开始做化疗的时候，为了搞清楚化疗的效果和毒性，需要细胞动力学方面的知识，我读书时还没有这个科目，我就从头学起，反反复复去向药研所的老师（其实也都是朋友）求教，直到把它完全搞懂搞透……化疗之后，靶向治疗兴起了。日本的一个国际会议邀请我代表中国临床肿瘤学会（CSCO）去讲靶向治疗，尽管那时候我已经 70 岁了，还是从靶向治疗的分子生物学的基础开始，再到临床上的应用，从头把它捋了一遍。"

"我不觉得苦，工作时候遇到肺癌病人各种各样的问题，激发了我的好奇心，我的心中总充满了为什么，我可以怎么做来更好地治疗病人，我想要找出答案。"正是这样的好奇心，驱使着廖美琳不断前进。她大胆地提出用细硅胶管取代旧式的粗引流管，实现持续引流，并辅以药物注入治疗，明显提高了病人的生命质量。接着，她根据临床实践撰写了一篇总结性论文《细硅管胸腔插管引流治疗癌性胸腔积液》，彻底推翻了此前部分医学权威认为"恶性胸水不治"的观点。在孙燕院士的帮助下，她完成了第一篇关于肺癌的论文——《肺癌的倍增时间与预后的关系》，了解了肺癌的生长特点，并针对这些特点探索临床上最有效的干预。她勇敢地挑战了肺癌中最棘手难治的小细胞肺癌，在国内首先提出小细胞肺癌化疗结合手术的多学科治疗，将小细胞肺癌患者的 5 年生存率从 10% 以下提高到 36.3%，改变了以往认为小细胞肺癌不能手术的观点，也收获了国际赞誉。20 世纪 90 年代，她通过外周血干细胞分离技术支持高剂量化疗用于晚期小细胞肺癌，使这类病人的中位生存期延长至 22 个月，从而进一步提高了生存率。对于肺癌中最常见的非小细胞肺癌，她也没有停下研究的脚步，从新药开发，到理念超前的多学科讨论，都成为她用来抗击肺癌的利器。"我现在每周也坚持看十几个小时左右的书，因为我要看门诊，必须与时俱进，这样才是对病人的负责。"廖美琳说。

"宝剑锋从磨砺出"是《警世贤文》中的警句，也是廖美琳事业成就的写照。医生的临床工作从来都不会是一帆风顺的，廖美琳面对这些挑战，用好奇心和勤奋的学习武装了自己，一步一步走到职业生涯的高峰，在肺癌领域，成为执牛耳者。

三、大医者，技必精，心必诚

"我觉得做医生，一定要先做一个正直的人，才能成为一个好医生。"廖美琳说。在治疗中，只有精湛的治疗技术是不够的，她所坚持的都是以患者为中心考虑问题。"医生和患者是一起来对抗肺癌的，需要互相尊重。"廖美琳也是一直这么做的。有的长期生存的患者隔段时间就会来院向廖美琳报告下自己生活近况，有的患者会在每年送上一个蛋糕感谢医生给予他第二次生命，这些都是工作中收获的感动和满足。

《礼记·大学》里讲，"大学之道，在明明德，在亲民，在止于至善"，何谓大医？大医者，技必精，心必诚。正因如此，廖美琳作为肺癌领域的泰斗，在临床看病时，至今都坚守的信条还是"良心要正"。

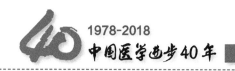

四、在学术界，不屈居第二性

波伏娃的女权名著《第二性》之所以叫第二性，是因她认为在男权社会中，男性是第一性，而女性由于被压迫、被物化，沦为第二性。随着社会平权运动的展开和女权的兴起，如今的女性地位比起波伏娃所处的时代，有了很大改善。

然而在学术界，取得优秀成绩的女性专家依然是凤毛麟角，廖美琳就是其中的佼佼者。"总有人在采访里问我，怎么平衡工作和家庭，也问我为什么女性的学者和专家那么少，"廖美琳说，"我其实非常感谢我妈妈，我的两个儿子都是她帮忙带的，我那个时候忙着工作总在看书。我的孩子曾经和我关系不大好，但随着他们长大，自己也做了父母，我们关系越来越密切。"

"我要感谢我先生。"廖美琳说起先生时，眼里满满都是甜蜜。廖美琳的先生也是医生，对于她的工作给予了充分的理解和支持，"我们彼此理解，彼此体谅，可能这就是现在流行所说的爱，但我们不好意思，从来没和对方说过这个字。"

"另一方面，女医生在工作中也更容易关注女性所面临的问题。"廖美琳最早开始关注"女性肺癌研究"，率先进行了大规模女性肺癌的流行病、病因学和分子生物学研究，发现我国女性肺癌发病明显高于欧洲和美国，并不断找出背后的原因。

"我不知道为什么女学者或女专家会那么少，但我不觉得女性做不好事业，女性是非常坚韧的，这是非常宝贵的品质。"廖美琳认为，追求事业不需要一定要表现得强势甚至有攻击性，而是应该用女性柔软但坚韧的特质来做好工作，照顾好家庭。

从医61年，廖美琳做肺癌医生做了近50年："我现在对肺癌（治疗）越来越有信心，我们不管在临床上，还是在科研中，都不断在进步，并且越做越好，我也相信，在将来，肺癌是有可能治愈的。"对未来，廖美琳充满欣喜。

（作者：叶译楚　审阅：姚君　廖美琳）

张震康：口腔医学正在跨越奇点

　　张震康教授是改革开放后成长起来的中国口腔领军人，他的人生历程也映射着整个中国口腔的发展。这位口腔界的前辈、导师、引路人、开拓者，经历并参与推动了近几十年我国口腔事业的飞速发展，也见证了无数医生、科室、学科、院校、企业的成长与故事。

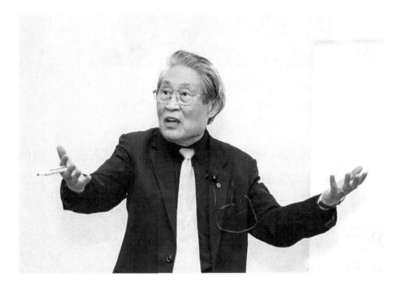

自2015来，张震康教授每年都会在北京口腔展上举办"张震康论谈"的讲座，图为张震康教授在"第4届张震康论谈"中进行演讲

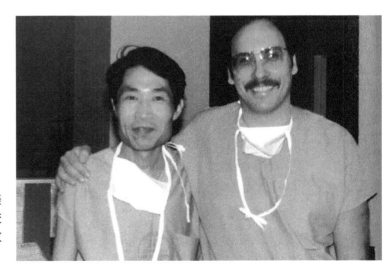

1983年张震康教授与美国加州大学洛杉矶分校牙学院口腔颌面外科教授Sanders在手术室

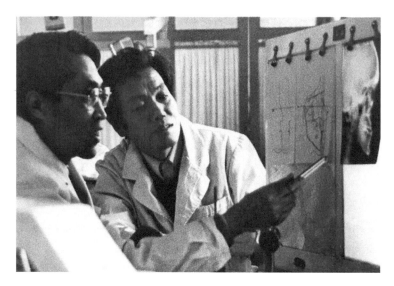

1984年张震康教授（左）和他第一个正颌外科博士生王兴（右）一起研究牙颌面畸形患者的头影测量

如今，已84岁高龄的张震康教授仍时刻关注中国口腔事业的发展与变化，用他高屋建瓴的眼光、紧跟时代的思维与炽烈的感情，不断为中国口腔医学界贡献着自己的力量、履行着作为中国口腔人的责任与义务。聆听张教授的回顾，让我们共同感受我国口腔医学发展的一路艰辛、体会艰辛开拓者的砥砺前行。

一、为人师：我教你学，你做我学，相互探讨，相互学习

张震康教授从医从教多年，桃李遍天下，而悉数张教授的学生，不得不提到两位中国口腔医学界举足轻重的专家，也是张震康教授最早指导的两位博士生——中华口腔医学会第二任会长、现名誉会长王兴教授和恢复学制以来我国在口腔医学界乃至医学界自主培养的第一位博士、口腔颌面放射学专家马绪臣教授（邹兆菊教授是导师，张震康教授是实际带教老师）。张教授感慨道："当我是他们导师的时候，觉得特别艰难。你想啊——一个没有博士学位的人要指导博士研究生；一个没有受过正式科学研究训练的人，要正规地执行一个国家行为，去培训我国口腔医学界最早一批博士研究生。"这种历史条件下的压力与荣耀，难以言表。但对于具体课题指导，张教授信心百倍，为两位博士研究生制定的课题是来自于他自己在临床上探索了十几年、积累了丰富经验并已获得过研究奖项的领域。至今，当时的两个学生，如今的两位教授仍是这两个研究领域的领军人物。为人师，张震康教授倾心倾力，他描绘自己心目中理想的师生关系为"对知识和真理的追求——我教你学，你做我学，相互探讨，相互学习"。

二、为院长：补课、接轨、创建窗口与示范

从北医口腔系主任、北医口腔医学院院长到中华口腔医学会创会会长，一路走来，张震康教授参与并引领了改革开放后中国口腔的腾飞。

（一）补课

"改革开放后，我们做的第一件事是补课，从外语开始。"张教授介绍，"对于骨干力量，当时北医给大家半年时间脱产学英文，我还被送到美国人家里学口语。然后就出国。"1980年前后，北医这一批出国学习的人，在全国医学界算是送得很早的一批人。

回国后，张震康教授升任北医口腔系主任。"当时我是北医最年轻的系主任，在首次出席系领导会议时，北医老院长马旭教授亲自给我戴红花。"彼时彼景，张教授仍清晰记得，"马旭教授对我说——你们口腔系要搞起来，像你这样去国外1年的，怎么也还得有个六七个。"正是这句话影响并指引了张震康教授对人才的培养策略，他随即陆续送出15位口腔系骨干人员出国学习至少1年，后来，这些骨干都成了院、科级领导力量，不少人已成为目前口腔界的领头人。张教授强调，也正是因为大多数业务骨干都出国学习过，北大口腔医学院才能上下思想一致，底气足，发展也快。

（二）接轨

"对于口腔医学院的发展，第一个目标就是与美国接轨。"为此，已任院长的张教授决定从两方面发力：硬件更新——魏公村新院建设；软件改造——按照国外最先进概念补课。如当时国内没有口腔预防这个学科，而国外已非常重视。1979年，北医就成立了全国第一个独立的口腔预防教研室，把学院传统的医教研三项任务改为医教研防四项，而后的全国爱牙日等，都是在此基础上发展的。

（三）窗口与示范

"窗口与示范"是北医的口号，即北医各学科都必须做到"对外是窗口，对内是示范"，指导方向非常明晰。张教授表示这也成为大家在接轨后的第二个目标，带着成为窗口和示范的责任，他们开展了一系列创新工作。

三、为会长："引进来"和"走出去"

（一）师长的心愿

谈到学会的建立，要从90年代后期张震康教授准备卸任口腔医院院长，投入专业工作时说起。当时，他与老师朱希涛教授曾有过一番谈话。朱希涛教授时任中华医

学会口腔科学会会长，朱希涛教授说，成立独立的口腔学会是他这辈子未完成的心愿，当年卫生部副部长傅连暲找他谈话请他出任会长时曾这样说过："你看一个病就是一个病人，但作为会长可以带动全国几万人，你说哪个贡献大？"而朱希涛教授不仅和张教授谈话，同时还作揖拜托。正是在师长的这般重托下，张教授勇挑重担，与傅民魁教授携手，放弃了大部分搞专业的时间，走上了学会创建之路，承担会长的使命，领导全国口腔的发展。

（二）学会的"引进来"和"走出去"

张教授介绍，学会成立之初的工作也主要以"引进来"和"走出去"为主：引进来，最初学会工作以预防为引导，开展全民健康教育。走出去，学会加入了口腔界三大国际组织：世界牙科联盟（FDI）、国际牙科研究学会（IADR）和国际牙医师学院（ICD）。组织国内院校走出去参加国际会议，形成广泛的国际交流；同时争取国际系列性会议在中国的举办权，2006年被称为"牙科奥林匹克盛会"的FDI年会在深圳成功举办，这是世界上最大的国际牙科/口腔组织史上第一次在中国大陆举办，共96个国家和地区11 000名代表参会（包括5000多名外宾）。同时，口腔教材也实现与国外接轨，从60年代仅有的3本教材，发展为15本。中国口腔全方位融入国际牙医学大家庭。

（作者：龙华　郝帅）

林善锬：推行肾脏学科中外交流的先行者

1954年，青年林善锬以优异的成绩从高中毕业。他对父亲说他想报考天文系或物理系。父亲对他讲："以现在中国的环境，你可能无法在这些方面施展抱负，你还是学医吧。"林善锬听了父亲的话，从福建老家出来，考取了上海第一医学院（现上海复旦大学附属医学院）。从此，在中国肾脏学科中多了一位举足轻重的人物。

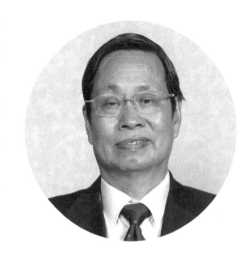

林善锬教授

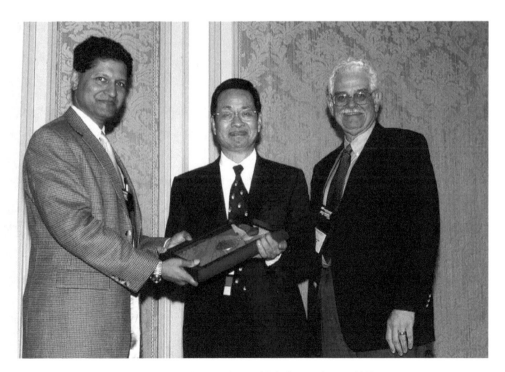

林善锬教授获美国国家肾脏基金会国际杰出贡献奖

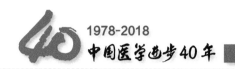

一、是偶然，也是必然：与肾脏学科结缘

林善锬是一个在学生时代便具有"光环"的人，聪明、勤奋、懂学习方法，还会弹琴和谱曲。1959 年，林善锬于上海第一医学院毕业，因为他成绩优异，政治素养也过关，就被留在上海第一医学院附属华山医院（现复旦大学附属华山医院）内科工作。林善锬在临床工作中发现，"一个人如果得了尿毒症，就只有等死"，这让他下定决心和老师邱传禄教授一起建立华山医院肾脏科，致力于肾脏领域事业的发展。

另外，林善锬教授还跟我们讲述了他在临床工作中遇到的一件事："有一天，我路过一间病房，看见一个病人在房间里不停地乱叫、大笑。我当时很好奇，病人为什么会出现这种状态呢？几天后我再去看他，发现他的神志又清醒了过来。后来我就了解到，原来这个尿毒症患者发生了水肿，产生低钠血症，然后就表现出了先前的那些症状，等到血钠水平升高后，病人自然就清醒了过来。"这次"偶然"的遇见让林善锬第一次认识到，水电解质紊乱对机体具有多么重要的影响，同时也让他对这个领域产生了极大的兴趣，这为他后来在肾脏生理学方面的建树埋下了伏笔。

二、出国深造，发现了肾脏领域的"新大陆"

1980 年，在改革开放政策的指导下，国家发起国内人才赴外留学项目。林善锬通过考试，成为第一批出国人才中的一个。他选择到哈佛大学麻省总医院的肾脏病科学习。

初到美国，这个国家在肾脏病领域的发展程度就给林善锬留下了深刻的印象。当时，国内临床只是将肾脏疾病分为肾炎、尿毒症等几大类，而美国则将肾脏疾病的探索进一步深入到水电解质紊乱和酸碱平衡问题、高血压对肾脏的损害、糖尿病对肾脏的损害等多个方面。

林善锬教授对此至今颇为感慨："我当时就发现，肾脏学科在美国真的是一个十分先进、充满希望的领域。"

三、研究肾脏生理学，让美国人刮目相看

在哈佛大学麻省总医院的肾脏病科工作时，林善锬与其导师亚历山大·利夫（Alexander Leaf）教授共同研究膀胱上皮的钠离子短路电流。半年后，Leaf 教授发现

了林善锬在肾脏生理学方面的天赋和浓厚兴趣，将他举荐给加利福尼亚大学旧金山分校（UCSF）的瑞特尔（Floyd C.Ractors）教授。该教授在肾脏生理学研究领域颇有建树，其水平堪称美国肾脏生理学之父。

当时，有一项实验是采用微创办法研究近端肾小管的钠离子重吸收机制。实验人员需要用非常细小的针从小鼠的近端肾小管将液体抽出来检验。对于一名普通美国学生，掌握这项技术需要 8~10 个月，而拼命的林善锬，只用了 2 个月。

在美国的这 8 年时间，林善锬教授对肾脏疾病的全面治疗概念有了深入的理解，为他后来在国内推进慢性肾脏病（CKD）的一体化治疗概念夯实了基础。

四、回国勇挑重担，不遗余力推广一体化治疗 CKD 的概念

1988 年末，担任华山医院肾内科主任的邱传禄教授身体欠佳，邀请林善锬回国发展。其时林善锬在美国已有副教授职称，收入也不菲。尽管如此，林善锬还是决定回国。当时，国内学者对肾脏疾病更多关注的是肾炎。拓展国内学者对肾脏疾病的认识，是林善锬教授回国后想实现的"梦想"。

首先，他组织开展了一体化治疗 CKD 概念的全国普及性教育运动。为了达到推广目的，普及运动在全国每个省份的省会城市及该省份另一个重点城市进行推广。林善锬教授亲力亲为，几乎跑遍了所有举行普及运动的城市。肾素 - 血管紧张素系统（RAS）这一概念正是在这段时间得到了全国肾脏领域学者的广泛认识和关注。

五、利用自己的国际"人脉"，将中国肾脏事业推向国际

加强中国与国际的学术交流也是林善锬教授致力于开展的一项重要工作。林善锬教授利用自己多年在国外积累的"人脉"，成功使中国学者"打入"国际肾脏病学会（ISN）。有一次，林善锬去美国开会，遇见了当时的 ISN 主席，林善锬对他讲："中国有那么多人口，理应在 ISN 有一名理事。"在林善锬教授的极力主张下，这名 ISN 主席特地修改了宪章，为东亚地区增加了一个名额。林善锬成为 ISN 第一个根据新宪章代表东亚地区、来自中国的理事。2003 年，林善锬教授获美国国家肾脏基金会国际杰出贡献奖。

六、从医 59 年，大师眼中的中国肾脏学科发展史

林善锬教授向我们梳理了改革开放 40 年来我国肾脏学科的重要进展。其中包

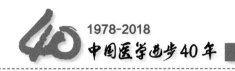
括：专门从事肾脏病事业的队伍得到发展和壮大；逐渐积累了大量中国数据；国家培养了大量肾脏领域科研人才，并加强了国内外学术交流。

林善锬教授的从医时间长达59年，这也几乎是我国肾脏科从建立到发展的时间，可以说他亲身经历了我国肾脏科发展的全程。林善锬教授用一句话对这一过程进行了总结："进步非常大，但是这个发展过程是一个艰辛的过程，是和我们国家的发展紧密相连的过程。"他进一步补充道："未来，我们应避免走形式主义，只有凭借踏实的、可以复制的成果，才能立于不败之地，并经得住考验。"

现在，83岁高龄的林善锬教授仍在笔耕不辍。作为搭起肾脏学科中外学术交流桥梁的第一人，林善锬教授为中国肾脏科事业的发展奋斗至今。而他，不知不觉已至耄耋之年。从与林善锬教授的谈话中，我们感受到的，不仅是一名大医的坚持、一位智者的淡泊、一个中国学者的赤子之心，还有他对中国青年医生的殷切期待！

（作者：吕瑞芳　李东燕　刘茜）

李舜伟：用"三板斧"敲出一片天

　　5月，初夏的北京还存有一丝清凉，青砖绿瓦的北京协和医院老楼在繁华的王府井商业街区中尤显特别。走进主楼，顿时环绕在消毒药水的熟悉气味中，穿过高高的回廊，我们在神经内科医生办公室如约见到李舜伟教授。81岁的李老精神矍铄，谈吐间思路清晰，提及从业六十年来的变迁感触颇深。摄像机安静记录着这次采访，我们也跟随李老进入到他对过往的回忆中……

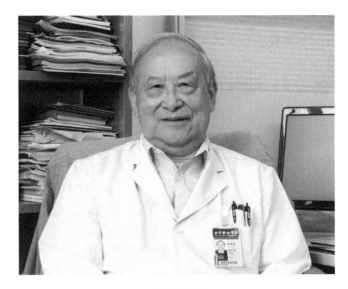

李舜伟教授

一、从一门职业到一份事业，这条路他走了一个甲子

　　"其实，我最初的志愿是做一名工程师。"李教授在谈及怎样踏上从医之路时这样说道。高考前夕，由于体检时查出身体不适合从事繁重的体力劳动，在和老师、家长商量后，李舜伟将大学志愿改为了医科，并且在生物老师的辅导帮助下顺利考入上海第一医学院医疗系。虽然早期对医学专业一直提不起兴趣，但在大学三年级时接触了临床科目，再加上授课老师的生动教学，李舜伟开始主动学习相关课程，并在1958年以全部5分的成绩毕业并被分配到北京协和医院神经内科，从此开始了至今六十年的临床医疗职业生涯。

　　刚到神经内科，诊疗条件十分简陋，李教授回忆道："这个学科就是依靠叩诊锤、音叉和大头针这三个重要工具一步步走来的。那时候 X 光机只能检查到头颅像，想要了解更多，就要靠我们的头脑对神经解剖、神经生理、神经病理生理等知识的掌握，去判断疾病的位置和性质，这在当时真的很难。医生的临床逻辑、思维能力和学术修养一个都不能少。"到了 20 世纪 70~80 年代，我国逐渐引进了电子计算机断层扫描（CT）、核磁共振技术，脑部和脊髓的疾病能通过影像学检查进行印证，这为神经学科疾病的诊断提供了便利，但同时也给年轻医生的培养也带来了弊端，李教授为我们讲述了下面这个病例。

"最近我去某地会诊时遇到这样一位患者，发病时先是左半身无力，十分钟后右半身也开始无力，当地医生根据脑部的影像学结果初步诊断为脑梗塞。我就询问这位患者有没有高血压、糖尿病病史？有没有'三高'？之后考虑他是身体双侧均有表现，再结合脑部磁共振图像中斑点的显示是分散的这一点，我判断这应该是脑干或者脊髓的问题。于是又加做了颈椎的磁共振，最终这位患者诊断为颈椎病，是颈椎椎间盘突出压迫到了脊髓而出现了症状。"李教授把临床医生比作"侦探"，任何时候都要以怀疑的精神进行冷静的分析，抽丝剥茧，将证据不断拼接，最终找出疾病"真凶"。在此过程中，缜密的临床思维和扎实的基本功缺一不可，这也是成为一名称职医生的基础。

二、基本功：从书本中得来，在实践中积累

有不少年轻医生认为，现在的检查、检验方法精度很高，为什么还要"苦哈哈"

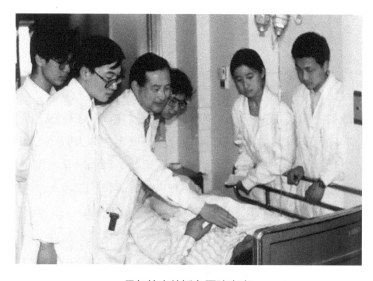

早年的李教授在医院查房

地在枯燥的基础知识中"浪费时间"？就不能享受科技进步带给我们的成果吗？可李教授却不认为医学几百年传承的经验已经过时，相反，在关键时刻，系统而全面的临床思维能力可以帮助我们查缺补漏，甚至闪现出"火花"，从而解决一个又一个难题。那么基本功如何积累？具体来说，首先疾病的基础理论必须要牢牢记住，询问病史要尽量详细，查体也要系统全面，绝不能因为不是神经系统的检查就草草了事。

收集完临床资料，接下来就是思考和琢磨：为什么有这个表现？和检验检查结果对应的上吗？哪里解释得清楚，哪里又说不通？李教授认为从刚踏入临床的时候就应该养成这种思维习惯，这样才能在日后高强度的临床工作中做到信手拈来。

三、"到您这里看病很有收获"是对医生最大的褒奖

在长期的临床工作中，李教授也发现，医生们对医学人文的关注依旧不足。他在走访基层医院的过程中注意到，仅仅让患者知道要用哪个药是远远不够的，教患者怎么用好这个药更为重要。医患沟通可以先从加强对患者的解释工作和让患者有所收获做起，每当听到患者说"到您这儿看病还是有点收获的"，李教授就会倍感欣慰。

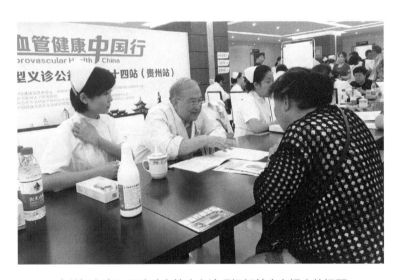

李教授在贵阳预防脑血管病义诊现场解答患者提出的问题

李教授坦言，自己对医学人文的理解也是不断摸索出来的。在临床实践中，李教授意识到，心身疾病常常密不可分、相互作用，比如一些患者本身患有器质性疾病，但同时也有心理问题。后来成立的心理生理会诊中心及由此衍生的心理医学科都实实在在地解决了不少这类患者的实际问题。

同时，在早年赴美留学期间，李教授也重新认识了神经精神学科的另一重要疾病——抑郁症。回国后，他和国内很多优秀的精神科专家一起，共同致力于改进国内精神科，特别是抑郁症的诊断标准。经过多年努力，现在我国对抑郁症的诊治上了一个新台阶，李教授也因此获得中国医师协会精神科分会授予的特殊贡献奖。如今，已经81岁高龄的李老依旧活跃在临床一线，他所关注的睡眠问题更是将医学与人文融为一体的典型代表，李教授认为，对于失眠患者的治疗，人文关怀的作用甚至大于药物作用。

当我们问到如何看待医学未来的发展时，李教授表示，随着高科技和医学的快速发展，很多景象已经是他们这一代人所不能想象的。人工智能技术方兴未艾，人们已经在探讨如何替代医生的劳动。但是，基本功、临床思维、人文素养作为临床诊治的"三板斧"，依旧是李教授希望年轻医生切切实实践行的重要内容，这一点不论时代怎么变化，都要牢记于心。

（作者：赵薇）

罗爱伦：中国麻醉界的"女神"

改革开放 40 年来，我国麻醉学科从一个依附于外科的专业小组发展壮大成一个人才济济、实力雄厚的独立学科，且成就了疼痛医学和重症监护治疗医学。这些让今天的我们看来傲人的成就，承载着罗爱伦教授等老一辈麻醉人数十载的年华，正是他们的倾情付出与努力，不仅推动了麻醉学科从"稚嫩"到"成熟"的蜕变，同时还确保了学科的未来"后继有人"。在数十年的发展过程中，有哪些值得回味的故事呢？请听 81 岁的北京协和医院麻醉科罗爱伦教授为我们讲述。

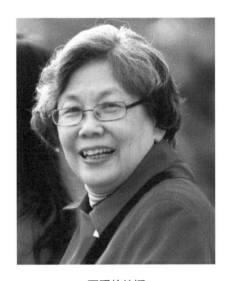

罗爱伦教授

一、初识麻醉，虽有顾虑，但仍义无反顾

"那个时候的麻醉工作普遍不受重视，都是由部分医师和护士在做。"当罗爱伦教授大学毕业，被分配到北京协和医院外科工作时（1961 年），麻醉还不是一个独立科室，只是外科的一个专业小组。但随着外科手术量攀升，手术难度加大，新的手术方式不断增多，麻醉的重要性逐渐突显出来，而当时的麻醉技术已经不能满足外科手术的需求。

于是，北京协和医院决定要加强麻醉工作。"当时的外科曾宪久主任跟我谈话，希望我能把麻醉专业发展起来。开始我也有顾虑，认为这工作简单，护士也能干。"

麻醉是辅助性、简单的医务工作，这是当时大家对于麻醉的普遍印象。但罗爱伦教授并没有让自己止步于对麻醉粗浅的认识阶段。"曾主任向我指出麻醉在外科手术中的重要作用，再加上我在外科手术过程中也深有体会。因此，我欣然同意专门从事麻醉工作，并决心要把它做好。"罗爱伦教授这一做就是一辈子，也成了后辈们心目中的"麻醉科女神"。

二、中国麻醉学科发展一大推手——麻醉正式成为二级临床学科

1989年是我国麻醉学科发展历程中极具里程碑意义的一年，由时任中华医学会麻醉学分会主任委员谢荣教授牵头，赵俊教授和罗爱伦教授一同向原卫生部提出将麻醉科从外科中独立出来，成为二级临床学科。那正是罗爱伦教授正式接任北京协和医院麻醉科主任后的第三年，她对当时的场景依然记忆犹新，"当时的卫生部陈敏章部长听取了谢荣教授的汇报后，非常支持这一建议，最终提案被原卫生部批准。"

1989年5月3日，原卫生部正式颁发第12号文件，宣布麻醉科正式独立于外科，成为二级临床学科。自此，不仅是北京协和医院，在全国各大医院的麻醉科（组）相继独立于外科，成为一级临床科室，中国的麻醉事业从此进入了快速发展阶段。

三、学科发展遭遇"缺人"，"麻醉科女神"打造最强人才梯队

"我接任麻醉科主任后，最突出的问题是没有足够的麻醉专科医师。"罗爱伦教授坦言。为了打破这一僵局，老一辈麻醉专家通过加强宣传，扩大麻醉影响力，逐步改变了人们对麻醉的看法。

罗爱伦教授亲手打造的人才梯队在界内是赫赫有名的，其中第一批培养出来的高级麻醉科专业人才就是被称为"协和麻醉五虎将"的任洪智、叶铁虎、高文华、贾乃光、马遂。至今，谈起他们五位，罗爱伦教授仍非常自豪，"他们是我从医大毕业生中招的五位研究生，属于恢复高考的第一批研究生，都有较丰富的临床经验，工作都非常认真负责。我放手让他们发挥特长，同时积极安排他们到国外进修，学习国外医院的麻醉经验。"

紧接着，协和麻醉科又建立了麻醉专业的博士、硕士临床培训点，在全国招收麻醉专业的研究生进行培训，包括去国外深造，帮助他们成长为当时掌握最新现代麻醉学理论和技术的骨干力量。其中，留在北京协和医院麻醉科的黄宇光等，成为

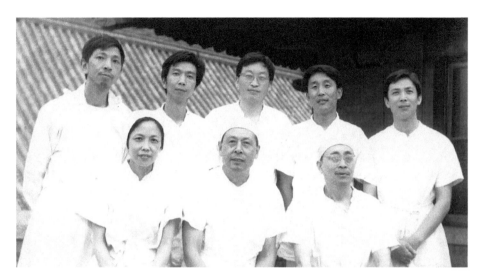

"协和麻醉五虎将"与罗爱伦教授等合影
（前排左起：罗爱伦、赵俊、罗来葵，后排左起：马遂、叶铁虎、高文华、任洪智、贾乃光）

当时我国麻醉学科的第二梯队人才，现在已经是协和麻醉科以至全国麻醉界的领军人物。

四、加强对外交流，中国麻醉人走向世界

罗爱伦教授的父亲是一位外文老师，也许是从小受到父亲的熏陶，罗爱伦教授一直都非常重视外语学习。罗爱伦教授谈道："科里每年招收新生，外语考试都是重中之重。因此，多年来，科里基本人人都能独立和外国专家交流，这对吸收接纳国外先进麻醉理论和技术及中国学者走向国际大舞台有很大作用。"

通过对外交流，我国培养了一批优秀的麻醉医师，短期内极大地提高了我国的麻醉水平，使其达到国外先进医院的水准。"国外最新的麻醉药物、设备，麻醉理念和技术方案都能同步在国内应用，中国的麻醉水平已被国外认同。"罗爱伦教授非常自信地说道，"我本人及老一辈的谢荣教授被英国皇家麻醉学院授予荣誉院士称号。中国麻醉界新一代领军人物黄宇光教授不仅担任了国际麻醉药理学会主席、世界麻醉医师学会联盟常务理事、世界麻醉医师协会亚澳分部执行委员会常务理事，最近还被爱尔兰麻醉医师学院授予荣誉院士称号。这都是中国麻醉界走向世界的证明。"

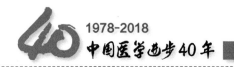

时光荏苒，40 年的光阴一路走来，罗爱伦教授将她最好的年华都奉献给了我国的麻醉事业，见证我国麻醉学科从初创阶段进展到了快速发展阶段，更是有了更广阔的发展空间。未来，我国的麻醉学科在罗爱伦教授等老一辈麻醉人亲手培养的新一代专业队伍的奋进下，必将有更好的前程。

（作者：张二娟）

翁心华：感染界的"福尔摩斯"

2018年5月15日清晨，华山医院的外墙上树影婆娑，比约定时间早到的我们碰巧遇见了略显疲态的翁心华教授。翁教授立即接待了我们，谈话中，我们得知他最近有点呼吸道病毒感染，上唇有大大的疱疹，但碍于我们提前定好了从北京到上海的车票，故而没有取消采访，并且笑谈自己嘴上长了疱疹形象不好，还望理解。接着，翁教授整了整领带，对着镜头微调了下椅子，坐直身子，嘴角略微带着谦和的笑意，轻声问："开始了吧?!"俨然一副英国老绅士的样子，让人感觉正式又不失亲近……在摄像机的镜头前，翁教授从与感染科结缘谈起，对感染学科几十年来的发展及变化娓娓道来。

一、时有贵人助，结缘感染科

用"机缘巧合"来描述翁教授与感染病学的缘分，毫不为过。翁心华于1962年在上海第一医学院毕业后，就开始在华山医院传染病教研室工作。相比手术科室或者心内科等，当时的感染科工作条件十分艰苦，当记者问到"是主动要求去的，还是被分配去的"的时候，翁教授笑着说道："这说起来有个小故事。我实际上是1962年毕业时被分配在学校里当基础课老师，后来因故改分配到华山医院，人事科科长看我个子高，又是个男的，就想安排我做外科，但是我其实是想做内科，人事科科长很平易近人，当时正好有个已分配在传染科的医生想做外科，我就和她换了，很幸运地加入了戴自英教授的团队，并在这里得到了锤炼，从此和感染病学科结下了不解之缘……这也是我人生中最快乐的时光。"说到这，记者看到翁教授的眼里闪烁着兴奋的神采……

1978年以来，乘着改革开放的春风，各行各业都发生了翻天覆地的变化。而得益于国外医学先进技术的引进以及国家政策的大

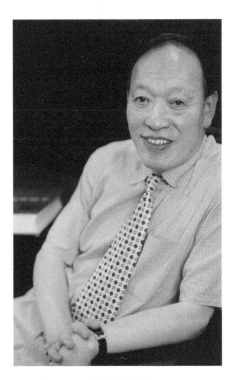

翁心华教授

力支持，我国医学也乘风破浪，走向世界医学的行列。而从微观层面，即感染病领域这个角度来说，翁教授认为比较大的变化可概括为三点：一是感染科医生队伍井喷式扩大；二是学科发展模式逐渐清晰；三是新的诊疗技术及药物的出现，助力感染性疾病防控。

二、看病像破案，见微知著，疑难杂症无处可藏

随着医学学科划分越来越细，感染学科也逐渐细化，而无论什么时候，总是需要有那么一些人，不仅专注于自己的研究领域，对其他领域也有涉猎。这样的专家，往往都会成为该领域的"大家"，翁心华就是这样的人——不管是对感染领域的结核病、乙肝、脑膜炎，还是艾滋病及真菌感染，对各种感染性疾病他都有些研究，甚至对血液、风湿、消化等其他学科疾病也有所涉猎。又由于他总能抓住蛛丝马迹，找到患者发热、感染的根源，因此又被称为感染界的"福尔摩斯"。

当记者和翁教授说他被称为感染界的"福尔摩斯"的时候，翁教授摆摆手，笑道："这个是笑话，为什么呢？因为我每次去看病都带着电筒、棉签，然后我每次给病人查体都要打着电筒照他的口腔、翻开他的眼皮、观察他的皮肤状态等，所以他们就开玩笑地说我（看病像福尔摩斯探案）。"

翁教授接着说："现在医生都很少挂听诊器了，发现一点小小的体征，就觉得是什么病；还有一些医生，过度依赖于诊断设备，那么当病理诊断和你预想的不符合的时候，怎么办？"他略一停顿，语重心长地继续道，"诊断设备只是辅助手段，对疾病的认知需要医生的逻辑思维，这种思维须建立在医生的耐心问诊、细致观察以及对临床资料的综合分析上。"

随后，翁教授又向我说起了当时科里遇到的几个病例，其中给他留下最深刻印象的是一个"发热两年有余、伴下颌骨破坏"的病例。患者是一个男孩，发热伴下颌骨、右股骨骨质破坏，病理诊断为慢性骨髓炎，来到华山医院后，翁教授对其进行了详细的问诊和查体。说起这个病例的确诊过程，时至今日，翁教授仍然有些激动："经过检查，我觉得这个病人不像我们一般看到的骨髓炎患者，可能是血液方面的疾病，于是请了我们医院几个血液科、外科、骨科的专家一起讨论，他们也都觉得这个病例很特殊，但病理读片还是认为这个是慢性骨髓炎的表现。我们并不同意病理医生的诊断，把片子拿到上海市的血液病诊断中心进行讨论，结果那个病理科医生还真的就非常负责地找到了一个特殊的细胞。最终这个疑团解开了，这个男孩患的是朗格汉斯细胞组织细胞增生症（LCH）。经过对症治疗，这个男孩的病情得到了好转。"翁教授对这个病例侃侃而谈，当他提到"把固定骨头的石膏和钢板都拆掉了""男孩长高了且

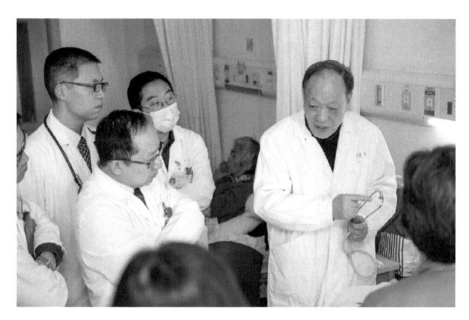

查房之余，翁教授教导青年医生：做个既拿书又拿听诊器的医生

学习名列前茅"时，眼里闪烁着兴奋，记者深深感受到他对医生这个职业的热爱以及对病患的慈爱。

翁教授指出："感染病是一个非常大的学科，有时候遇到的病人千奇百怪，疾病好像也不局限于这个学科，骨科、泌尿科、血液科、消化科等都有可能涉及，这就要求临床医生要有很扎实的基本功、很好的逻辑思维，以及独立思考的能力，不要别人说什么就是什么，即便有人已经下结论了，你也要全面分析这些诊断是否符合自己的想法。"

三、时光荏苒，不忘初心——做一名让人尊敬的医生

当被问及是否还会选择医生这个职业的时候，也许很多医生都不会再选择从医，甚至也不愿让自己的子女从医。然而，总是有那么一些人，他们执着勇敢，不忘初心，始终热爱着临床医学事业，翁心华教授就是其中一员。面对这个问题，他不仅选择当医生，更会毫不犹豫地选择当一名感染科医生。同时，他也对现在的医疗环境表示忧虑，对学生不选择医药专业也表示理解，但他始终相信："随着社会的发展，和教师一样，医生是受人尊敬的职业，因为在任何社会都是这样的！"说到这，翁教授目光深远，又回忆起了他在苏联的时光："譬如我们在苏联的时候，大家对医生都很尊敬，教授查房的时候，所有患者为了表示尊敬全体起立；另外，当时念书非常好的

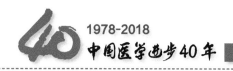
学生大多报考医学专科。"之后，翁教授又欣慰地说："我比较幸运，带的学生学习都比较刻苦勤奋，如张文宏教授、卢洪洲教授、朱利平教授等，如今，他们各有各的平台，且发展得都比较好。"同时，翁教授还强调："媒体也要发挥自己的宣传优势，坚持正确的舆论导向，让更多的人意识到医生这个职业的重要性。"

（作者：王国平　丁菅）

巴德年：健康中国，我的中国梦

他在世界上首次发现抗胸腺自身抗体，找到了高血压大鼠免疫功能低下的原因；他采用胸腺移植等免疫重建方法，在国际上首次提示免疫功能异常与高血压发生的关系；他在国内率先开展了淋巴因子激活杀伤细胞（LAK）研究，最早将 LAK 疗法用于临床，并在防止癌转移方面取得了良好效果……他，就是我国癌生物疗法学术带头人、中国工程院院士巴德年教授。

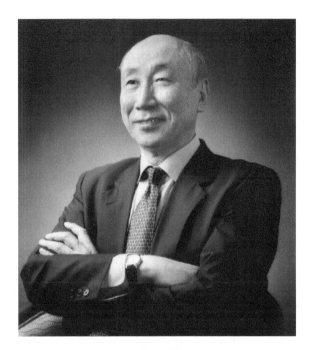

巴德年院士

一、临床研究是医学研究永远的"主战场"

（一）"以排名 117 位的医疗卫生支出创造出第 61 位的医疗可及性和质量，彰显了中国的医疗水平。"

"改革开放 40 年，中国医疗卫生领域的成就举世瞩目，我很庆幸能参与并见证这一过程。"巴院士说。1978 年，改革开放的春风吹遍中国大地，在科技领域，同年举行的全国科技大会更是一个契机，对于医药卫生系统来说，无异于是迎来了春天，广

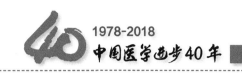
大从业人员爆发出极大的积极性和创造力，取得了丰硕的成果。此后40年的时间里，中国医疗事业蓬勃发展，医疗质量不断提升。

巴院士精心收集了最新的数据：根据《柳叶刀》（The Lancet）杂志2017年公布的数据，从2000年至2015年，在过去的15年间，中国医疗可及性和质量指数从57.8分增长至74.2分，到2015年，我国排名已达第61位；据2018年5月《柳叶刀》公布的最新数据，至2016年，我国排名已上升至第48位。而根据世界银行官网的数据，2013年中国医疗卫生支出占我国国内生产总值（GDP）比重为5.6%，排第117位，以117位的医疗卫生支出创造出第61位的医疗可及性和质量，巴院士欣喜地说，这就是改革开放以来，我国医疗水平进步的一个非常有利的客观标志。

巴院士强调，临床研究是医学研究永远的"主战场"，中国对世界医学称得上有重大贡献的成果，几乎都来自临床研究，如沙眼"病毒"的发现、大面积烧伤的综合治疗、绒癌化学疗法、断手再植技术、食管癌及小肝癌的研究、急性粒细胞白血病分化诱导与三氧化二砷治疗、青蒿素的发现等。

（二）"现在，很少有外国能治而中国不能治的病，中国医学明显进步了！"

巴院士谈到，改革开放以来，我国针对各类疾病的临床诊疗水平有很大提高，目前能很好地完成肝移植、心脏移植等脏器移植手术，脑外科、心外科和各种内科的介入治疗水平也是突飞猛进。"现在，很少有外国能治而中国不能治的病了。"巴院士骄傲地说。近年来，脊柱矫形的协和标准、肝脏移植的杭州标准、骨髓干细胞单倍体相合细胞移植的北京标准、肺栓塞采用组织型纤溶酶原激活剂（tPA）治疗的中国方案等陆续被国际认可，获得了很高的赞誉。中国原创技术、原创研究也频频登上国际舞台，如以防控人感染H7N9禽流感为代表的新发传染病防治体系重大创新和技术突破、内外科联合治疗冠心病的临床循证研究等。

谈及我国医学科技的前景，巴院士更是充满信心："就药品来说，一直以来中国拥有自主知识产权又被国际认可的药品并不多见，但近些年来值得称赞的'中国制造'层出不穷，有望成为中国医学科学的'新名片'。"

二、人文心、科学脑、世界观、勤劳手

已近耄耋之年的巴院士在过去50年的职业生涯中，有26个春秋担任医学院校的校长、院长，其中有两年多的时间做驻外使馆教育参赞，这使得巴院士与教育，特别是医学教育结下了不解之缘。

巴老说，教育是要赋予学生"匹夫有责"的担当、融会贯通的学习精神、百折不挠的坚强意志、健全的人格和体魄，这是教育的精髓，也是主旋律。巴院士认为，科

学求"真"，人文讲"善"，艺术要"美"，而医学是自然科学与人文科学的统一，是科学与艺术最完美的结合，应当主张和弘扬"真善美"。所以巴老说，对所有的医学生都要最大限度地提供自然科学、人文科学的训练机会，同时还要有一定程度的艺术熏陶和组织管理能力的培养，再加上一双勤劳手，即"人文心、科学脑、世界观、勤劳手"十二个字，这是巴老的教育理念，也是巴老送给所有医学生的"赠言"。

三、我的中国梦：一个强大的国家，一个健康的民族

医学的任务不仅是防病治病，更应该是提高人们的健康水平，改善人们的生活质量。对于这一点，大半辈子都在医学领域探索的巴院士有着深切的体会。谈及当今的健康中国，巴院士用了8个字：珍惜、贯彻、完善、发展。"'健康中国2030'的所有指标一定能完成，而且十分有可能超额完成，我作为一个专家，可以公开这样讲！"巴老兴奋地说。

中国的卫生事业和医学发展充满希望，前景广阔，我国的GDP已仅次于美国，排名世界第二位，科技实力也已位列世界第二大研发大国，中国科技在全球的地位日益突出，研发投入、科技论文产出、高技术制造增加值等突飞猛进。这是中国的力量，也是中国的现实。"更重要的是，中国的安定团结以及和平发展是中国国民健康的保证，中国人有能力解决吃饭问题，也有能力解决民族健康问题。一个强大的国家，一个健康的民族，一定会屹立在世界的东方，这就是我的中国梦！"最后巴老铿锵有力地说道。

"如果时光可以倒流，您最想回到哪个年代？"

"我22岁就在医学院校当教师，后来当教授、当校长。我认为，对我来说，当教师、当校长是我最适合的工作，也是令我感到骄傲、感到幸福的最重要的源泉。因为许许多多我的学生、弟子、部下，已经、正在、即将成为我国医学界的大师、学术领袖、两院院士、杰出的医药卫生行业的管理者和领导人物。对我来说，最美好的时代就是改革开放这40年，特别是，十九大开启的新时代！"

（作者：潘慧敏）

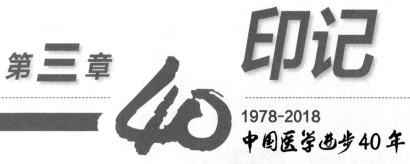

第三章 **40** 印记

1978-2018
中国医学进步40年

书写我国结核病防治工作新篇章

——记 1978 年第一次全国结核病防治工作会议

1978 年 3 月 18 日，"全国科学大会"胜利召开，邓小平在开幕式讲话中第一次将科学技术定义为生产力。大会通过了《1978—1985 年全国科学技术发展纲要》。

在此背景下，同年 5 月 25 日—6 月 6 日，原卫生部医政局在广西柳州召开第一次全国结核病防治工作会议（简写为柳州会议），参会人数达 800 多人，远超过受邀的 254 人，历时长达 13 天。这是全国结核病防治工作停滞 10 年以后，里程碑式的一次会议；本次会议以后，我国结核病防治工作逐步走向正轨。

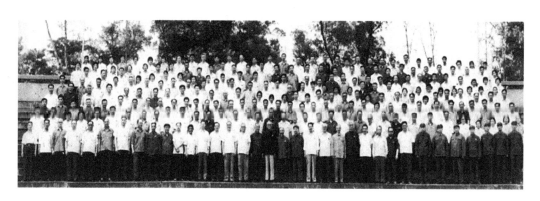

1978 年广西柳州第一次全国结核病防治工作会议参会专家合影

一、我国结核病防治工作的振兴标志

会议通过的重大决议包括：①通过《全国结核病防治规划（1978—1985 年）》，要求"查出必治，治必彻底"；②要求建立健全各级结核病防治机构；③决定于 1979 年进行第一次全国性流调；④学术方面，首次制定了适合我国国情、便于推行的《肺结核分类法》；⑤制定《关于肺结核化学疗法的意见》，同年 8 月"全国结核病短疗程化疗协作组"成立。

同年 10 月 11 日，中华人民共和国成立以来首个由国务院发布的有关结核病防治工作的文件《关于结核病防治工作会议的报告》，即国发〔1978〕210 号文件出台。"柳州会议"和国发〔1978〕210 号文件被公认为我国结核病防治工作的振兴标志，促进了结核病防治工作的再次发展。

要制定全国结核病防治规划，科学地制定结核病控制的相关目标，必须基于当时的结核病疫情。柳州会议一大重要决议便是决定于 1979 年进行第一次全国性结核病流行病学调查（简称全国流调）。

1978 年 7 月 28 日原卫生部〔78〕卫医字 796 号文，通知各省（市、区）于 1979 年进行第一次全国性的、150 万人的结核病流行病学抽样调查。这次调查结果显示，1979 年全国活动性肺结核患病率为 717/10 万，估算患者人数 690 万；全国涂阳肺结核患病率为 187/10 万，估算患者人数 180 万。另外，第一次全国流调确定的随机整群抽样调查方法一直延续应用于后续的 4 次全国流调。

二、改革开放以来我国结核病防治工作重大历史事件回顾

（一）1978—1990 年——振兴时期

1978 年，原卫生部在广西柳州召开第一次全国结核病防治工作会议，此次会议和国发〔1978〕210 号文件一起被公认为我国结核病防治工作的振兴标志。

（二）1991—2000 年——巩固发展时期

1. 卫生 V 项目：中国经验、世界共享

1992 年卫生 V 项目得到国家计委正式批准立项，世界银行向中国政府提供约 1.297 亿美元贷款，其中结核病控制部分 5674 万美元。这是当时全球 DOTS 策略覆盖人口最多的项目。世界卫生组织总干事中岛宏博士 1995 年专门致信时任中国总理李鹏，高度赞誉中国结核病控制项目取得的成就，称其为发展中国家乃至全球学习的楷模。

2. 要求 24 小时内报告疫情

1996 年，原卫生部卫疾控发〔1996〕第 5 号文件《关于进一步加强全国结核病防治工作的通知》，将肺结核从《中华人民共和国传染病防治法》丙类传染病调整为乙类。

3. 第一次全国结核病防治工作电视电话会议

2000 年，为响应《阿姆斯特丹遏制结核病宣言》，国务院召开了全国结核病防治工作电视电话会议，涉及控制结核病蔓延、经费筹措以及相关政策。此次会议加速了我国结核病控制工作的进程，是我国结核病控制工作新的里程碑。

（三）2001—2010 年——提高创新时期

1. 首个由国务院办公厅印发的全国结核病防治规划

2001 年，国务院办公厅以国办发〔2001〕75 号文件通知，印发由原卫生部、国家计委、财政部制定、已经国务院批准的《全国结核病防治规划（2001—2010）》。2001—2010 年，中央政府提供用于免费抗结核药品和开展相关活动的经费累计达 31.3 亿元。

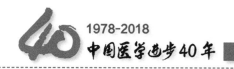

2. 实现肺结核网络直报

2005 年，全国结核病管理信息系统（结核病专报系统）启动。

（四）2011 年至今——可持续发展时期

2011 年、2017 年，国务院办公厅分别印发"十二五""十三五"全国结核病防治规划，落脚于探索、推广可持续发展机制，包括新技术应用、新型防治体系建设和新的筹资机制等综合防治模式，从而为实现联合国可持续发展目标以及世界卫生组织终止结核的目标奠定基础。

三、创建中国特色结核病防治策略

（一）卫生 V 项目：DOTS 策略的实践先锋

中国疾病预防控制中心结核病预防控制中心主任王黎霞介绍，1991—2000 年是我国结核病防控工作关键的巩固发展期。

1992 年开始实施、历时 10 年、覆盖中国一半地区的"世界银行贷款中国传染病与地方控制项目"（包括结核病控制部分，简称卫生 V 项目），全面推行以控制传染源为核心的结核病控制策略，即世界卫生组织 1995 年出台的现代结核病控制策略（DOTS）。该项目为 20 世纪 90 年代我国结核病防治工作中最具里程碑意义的事件。

项目地区由县级结核病防治机构实行免费诊断、免费治疗政策；采用痰涂片与 X 线相结合的诊断程序，发现最具传染性的肺结核患者；实行初诊病人登记本、结核病病人登记本和细菌学实验室检查登记本"三本"为基础的登记制度；乡村医生直接督导患者服药。项目的实施不仅证实了项目地区近 10 年涂阳肺结核患病率明显下降（而非项目地区疫情基本没有下降），而且为在全国全面推行 DOTS 策略，提供了宝贵的实践经验。

（二）提前 5 年实现 MDGs- 结核病指标

2000 年，《联合国千年宣言》千年发展目标（MDGs）提出到 2015 年结核病患病率和死亡率在 1990 年基础上下降 50% 的目标。中国借助流调以及死因监测数据证实，中国提前 5 年（2010 年）实现了 MDGs 中的结核病指标[结核病死亡率下降了 80%；利用 3 次全国流调数据证实涂阳肺结核患病率下降了 65%（The Lancet 2014，383：2057）]，受到了国际社会的高度赞誉。

（作者：夏双双　审阅：王黎霞）

从突击接种，到规划免疫

—— 实现"3个85%"，用数字见证我国免疫规划40年

中华人民共和国成立初期，由于国内尚不具备大量生产疫苗的条件，疫苗供应不足，天花等传染病在我国的发病率和死亡率居高不下，国家非常重视传染病的防控工作。由于当时还没有健全的冷链系统，传染病的防控主要通过春季或秋季开展的突击接种来实施。1950年10月7日，中央人民政府政务院发布了《关于发动秋季种痘运动的指示》，在全国推行天花疫苗的免费接种，开展种痘运动仅仅7年后，中国就消灭了天花。与此同时，国家也开展了结核、霍乱、鼠疫、伤寒、白喉、百日咳等传染病的疫苗突击接种运动，有效控制传染病的流行。那个时期，我国流行病防控工作的主要目标是降低传染病的发生率。

1974年，世界卫生组织（WHO）提出了扩大免疫规划（EPI）的概念，支持各成员国通过及时免疫接种、有效监测和加强常规免疫规划来防控疫苗可预防性疾病的工作。在这样的背景与支持之下，1978年我国开始实施扩大免疫规划，并下发《关于加强计划免疫工作的通知》，由此开始拉开了全国普及计划免疫的序幕。

一、实现"3个85%"目标背后的故事

（一）国内动员、国际支持、科学管理

1978年，我国儿童计划免疫工作全面开展，卡介苗、脊髓灰质炎、白百破、麻疹是当时纳入计划免疫接种的4种疫苗。由于中央政府和地方政府的高度重视，提高疫苗接种率、动员群众、降低传染病的发病率，成为当时各级卫生部门的主要工作；同时，伴随改革开放政策的实施，一些国际组织和友好国家在免疫事业方面也给予我国支持，使得20世纪80年代成为我国扩大免疫规划的黄金时期。

不同于此前的以降低传染病发生率为目标，计划免疫阶段的目标是要在全国各级行政单位实现85%的疫苗接种率。"这对于地域辽阔、人口众多、地区间免疫规划工作水平差较大的我国来说，并不容易。"国家疾控中心免疫规划首席科学家王华庆教授说。

在科学规范的管理之下，我国分别于1988年和1990年实现了省级和县级1岁儿童计划免疫接种率85%的目标，实现了全球儿童免疫接种的目标，我国传染病发生率、疫苗可防控疾病的发病率也因此显著降低。到了1996年，我国乡级1岁儿童疫苗接种率也达到了85%。中国在免疫接种方面取得的巨大进展受到国际社会的高

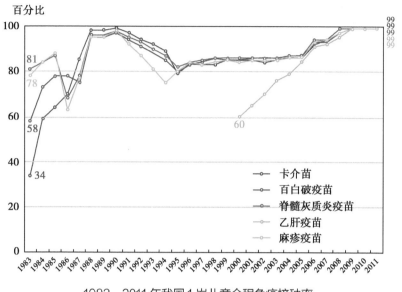

1983—2011年我国1岁儿童全程免疫接种率
（图片来自联合国儿童基金会网站）

度赞扬，联合国儿童基金会为我国颁发儿童生存奖银奖（Silver Medal for Children's Survival）。

除了3个85%目标的实现，我国计划免疫阶段的另一个标志性成就是消灭了脊髓灰质炎（简称脊灰）。随着大规模免疫接种和根除脊灰活动的开展，脊灰病毒传播被阻断，小儿麻痹的发病率逐年降低，自1994年最后一例脊灰病例被报道后，我国再没有本土脊灰病例发生，到2000年，全国实现了无脊灰目标。

（二）在4℃低温下保持高效价

中华人民共和国成立初期，我国免疫事业发展滞后主要是由于免疫卫生人员缺乏、管理落后、疫苗覆盖率低以及疫苗接种效果极不稳定。"当时，中国大多数家庭都没有冰箱和冷藏车，农村诊所也没有储存疫苗和生物制品的冷藏设备，我们只能在每年冬天最冷的时候突击接种各类疫苗，这为传染病防控工作带来很大困难。"王华庆教授介绍。

随着改革开放进程不断深入，冷链运输技术传入中国。在联合国儿童基金会和WHO的帮助下，由冷藏室、冷藏车、冷藏箱、冰箱和疫苗运输车等组成的疫苗冷链系统在我国被建立起来，用于储存和运输疫苗。1981年12月，我国政府与联合国儿童基金会共同启动疫苗冷链合作项目，首先在湖北、广西、云南和四川4个省区开展试点工作。中央和地方政府大力支持，提供了大量资金，通过我国卫生防疫工作者的努力，冷链覆盖率迅速提高，疫苗从生产出厂、贮存运输到分发使用，始终可以保持在 4℃以下贮藏和运输，确保了疫苗的高效价。

冷链技术的应用使疫苗科学接种程序得以实现，以往的每年一次突击接种变成了每年多次的定期接种，有效提高了疫苗的接种质量。

二、我国免疫规划事业的伟大成就

免疫规划工作是我国卫生事业成效最显著、影响最广泛的工作之一。自 1978 年起开始实施 EPI，40 年来，我国免疫规划制度规范不断健全，服务体系逐渐加强，经费投入持续加大，疫苗品种适时调整更新，通过政策、技术和实践 3 个层面的预防接种策略，疫苗接种率得到不断巩固和提高，目标传染病得到有效控制。

（一）从"6 苗防 7 病"，到"14 苗防 15 病"

2001 年，原卫生部与财政部联合发布《关于将乙肝疫苗纳入儿童计划免疫的通知》，于 2002 年起实施，我国传染病防控工作从此进入免疫规划阶段。此后，乙肝发病在我国得到有效控制。数据显示，我国 1~4 岁儿童乙肝表面抗原携带率从 1992 年的 9.67% 下降到 2006 年的 0.96%，到 2014 年这个数字进一步降至 0.32%；我国新生儿乙肝疫苗接种率始终保持在 95% 以上，5 岁以下儿童慢性乙肝病毒感染率降到 1%以下，被 WHO 誉为"21 世纪公共卫生领域的伟大成就"。

2007 年，我国进一步积极规划，将甲肝、流脑等 15 种可通过疫苗有效预防的传染病纳入国家免疫规划，从过去的"6 苗防 7 病"升级成"14 苗防 15 病"。这简单的数字变化意味着我们要克服更多困难：扩大免疫规划后，疫苗种类和数量成倍增加，需要投入更多冷链设备，预防接种的工作量和工作难度大幅增加，需要的财政投入也进一步加大。

持续的投入总会换来令人欣慰的成绩：2012 年，我国实现了消除新生儿破伤风；2017 年，我国麻疹发病率降至 4.3/100 万，风疹发病降至 1.1/100 万。

（二）免疫接种信息化覆盖率 95%

2004 年，我国开始了免疫规划信息管理平台建设，逐渐构建了疫苗信息、预防接种信息、预防接种异常反应监测信息、冷链设备信息 4 大管理系统。目前，以全国乡镇为单位，儿童预防接种信息化覆盖率已达 95%，27 个省份完成了省级平台建设，实现与国家平台联网。如今在我国，预防接种全过程可以被严密监测。

值得一提的是，2005 年，我国建立了疫苗不良反应监测系统并实现全面覆盖，这促使我国分别于 2011 年和 2014 年两次以优异成绩通过了 WHO 对疫苗监管体系的评估，为我国疫苗走出国门奠定了基础。

相信，随着国产疫苗逐渐得到世界认可，中国的疫苗将被输送到世界更多国家和

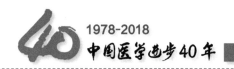

地区，为全球免疫事业贡献中国力量，中国的免疫事业将在不久的将来进入一个崭新的阶段。

改革开放以来中国免疫事业大事记

1978年：实施儿童计划免疫，开展冷链建设；

1986年：确定每年4月25日为全国儿童预防接种日；

1998年：将流行性乙型脑炎（乙脑）、流行性脑脊髓炎（流脑）、乙肝、风疹、流行性腮腺炎（流腮）正式纳入免疫规划管理；

2000年：通过WHO证实，实现无脊灰目标；

2002年：将乙肝疫苗纳入计划免疫（五苗）；

2005年：颁布《疫苗流通和预防接种管理条例》；

2007年：实施扩大免疫规划，扩免后可预防的传染病总数增加至15种；

2011年：中国疫苗监管系统获得WHO认可，《疫苗供应体系建设规划》发布；

2013年：国产乙型脑炎减毒活疫苗首次通过WHO预认证；

2014年：中国疫苗国家监管体系通过WHO再评估；

2015年：全球首个Sabin株脊髓灰质炎灭活疫苗获批上市。

（作者：刘金　徐嘉惠）

穿过"乌云"的那束光

——玻璃体手术，打破眼科手术禁区

过去，玻璃体一直被认为是眼科手术的禁区。1890 年，福特（Ford）大胆应用玻璃体抽吸方法，为 1 例长期玻璃体混浊的患者进行了玻璃体手术，使患者重见光明，这一创举推翻了玻璃体是禁区的论点，宣告了玻璃体手术萌芽阶段的开始。

但是，玻璃体手术真正的发展始于 20 世纪 60~70 年代，从卡斯纳（Kasner）首次应用开放性玻璃体切除术（open-sky vitrectomy）成功为 1 例玻璃体淀粉样变性患者切除玻璃体，到 1971 年马西姆（Machemer）引入经睫状体扁平部玻璃体切除手术（pars plana vitrectomy, PPV），玻璃体手术进入了高速发展时期，为无数过去治疗无望的患者带去了光明。

20 世纪 70 年代末，我国开始研制国产玻璃体切割机，并进行了玻璃体手术的初步尝试与探索，但直到 80 年代中期，玻璃体手术才在国内一些大城市中真正开展起来。

在这里，让我们回顾历史，展望未来，探寻玻璃体手术的过去、现在和未来。

一、玻璃体手术初探，打破手术禁区

对于我国的玻璃体手术发展历程，1978 年是个特殊的年份。

那一年，根据上海市第一人民医院眼科主任赵东生教授等提供的资料和需求，在上海无线电仪器厂的协助下，沈阳第一机床厂研制成功我国第一台临床应用的玻璃体切割机（简称"玻切机"）；那一年，我国亚运会跳水冠军因外伤致孔源性视网膜脱离，必须进行玻璃体手术，经国务院总理批准，国内引进了第一台进口玻璃体切割机和手术显微镜；同年 5 月，苏州医疗器械厂组织 20 余位眼科医生，在上海召开了一个玻璃体手术专业座谈会，这是中国第一次召开玻璃体手术专业学术会议；7 月，赵东生教授等应用国产玻切机为 1 例来自北京的 10 岁患者进行了玻璃体手术，这是国内首次应用国产玻切机进行玻璃体手术的尝试。7 月 25 日，《文汇报》对这一事件进行了报道。

据报道，这例患者的左眼在 4 个月前因药瓶爆炸被炸伤，到上海市第一人民医院就诊时左眼玻璃体广泛机化，在机化的组织内有 1.5 mm 左右的玻璃薄片。

手术中，医生共取出两块玻璃碎片。在手术过程中，患者瞳孔没有缩小，眼底情况清晰，没有出血，只缝合一针。术后无并发症发生。两周后，患者顺利出院。

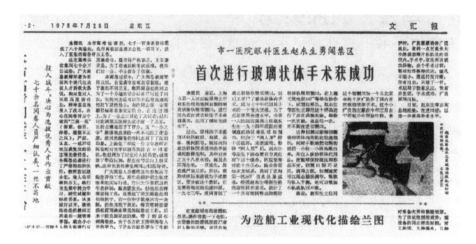

1978 年 7 月 25 日《文汇报》报道

二、忆往昔，看今朝，话未来：4 位玻切大师畅谈中国玻璃体手术发展历程

玻璃体手术发展到今天，已经走过了四十几个年头。从最开始的 17G、20G 到微创时代的 25G、23G、27G 玻璃体切割机（玻切机），从气体、硅油等眼内填充物到软器械重水的应用，以及眼内照明设备、手术显微镜、手术小器械等的推陈出新，玻璃体手术的发展史，可以说是一部眼科手术科技创新的历史。在此，前北京大学人民医院副院长、厦门眼科中心院长黎晓新教授，北京大学第三医院马志中教授，上海市第一人民医院许迅教授和天津医科大学校长、天津医科大学总医院颜华教授，分别畅谈他们眼中的中国玻璃体手术发展历程。

（一）黎晓新教授：为了让手术取得成功，为了让病人保住一定的视力，我们努力不懈

黎教授首先谈到了赵东生教授对于增殖性玻璃体视网膜病变（PVR）的认识，这是导致原来的视网膜脱离手术失败的主要原因。在玻璃体手术出现以后，赵东生教授等提出用其治疗扣带手术失败的视网膜脱离病例，视网膜手术从眼外进入眼内。

气体和硅油作为眼内填充物的引入，是玻璃体手术发展历程中非常重要的一环。这之后，手术技术和器械不断改进和创新。进入微创时代以后，玻切头直径越来越小，切割频率越来越高，手术时间越来越短，术后并发症发生率越来越低，手术安全性越来越高。

谈及国内玻璃体手术的发展，黎教授谈到，1978 年和 1979 年，杭州和南京先后

做出我国第一代玻切机。作为与复旦大学附属眼耳鼻喉科医院王文吉教授一起推动国产重水研发的专家，黎教授谈到了几位推动中国玻璃体手术发展的医生。上海市第一人民医院张皙教授首先应用全氟丙烷（C_3F_8）；王文吉教授率先开发国产硅油；北京同仁医院王景昭教授促进了国产冷冻机开发；天津眼科医院赵秉水教授开发推动了全氟乙烷（C_2F_6）的应用。

黎教授还谈及自己对手术技术推广所做的工作，包括完成国内第一台硅油填充的玻璃体手术，第一台早产儿视网膜病变Ⅴ期手术，第一台黄斑裂孔内界膜剥除，第一台老年黄斑变性视网膜 360° 转位手术等。

黎教授还提到，在推动玻璃体手术技术发展过程中，结合中国国情，国内学者做了很多技术改进。例如，北京大学人民医院的赵明威教授用 20G 玻切头做小切口手术，减轻了患者负担，达到了与微创手术同样的效果。

（二）马志中教授：玻璃体手术发展史，有趣，有血有泪，有快乐，有成就

马教授首先谈到，玻璃体手术是在世界显微手术风起云涌的萌芽当中兴起，并随着手术显微镜在眼科的应用而不断发展的。1982 年 9 月 21 日，奥比斯（Orbis）飞行眼科医院首次访华，给中国眼科界带来了极大冲击，并真正将玻璃体手术引入中国。

马教授指出，中国的玻璃体手术发展史必须记住一个人——何志平。他从美国回到香港后，为中国培养了大量眼科人才，并且在国内很多医院做示教手术，推动了玻璃体手术在中国的开展。

作为中国第一代玻璃体手术医生之一，马教授特别提到，复旦大学附属眼耳鼻喉科医院王文吉教授，中山大学中山眼科中心高汝龙教授，前北京大学人民医院副院长、厦门眼科中心院长黎晓新教授，北京协和医院董方田教授，以及 301 医院张卯年教授，对玻璃体手术在中国的发展起到了非常大的推动作用。

同时，中国民族玻璃体手术工业也在缓慢发展中。1985—1986 年，浙江大学医学院附属第二医院的姜节凯教授研发了一个 18G 玻璃体切割器，但因其比较笨重，并未在临床应用。1988 年，南京军区总医院王梅英主任研发了一台玻切机并申请专利，2000 年之前在中国基层医院曾经普及应用过。

马教授认为，玻璃体手术在中国的发展主要有以下几个阶段：①1984—1985 年，单纯玻璃体切除；②1990 年，普及自动气体交换；③20 世纪 90 年代初，应用气体和硅油作为眼内填充物；④1998 年，引入重水；⑤2002 年以后，引入微创玻璃体手术。

（三）许迅教授：未来手术可能会越来越简单，患者痛苦越来越少，视功能恢复越来越好

许教授谈到，中国眼后段手术和玻璃体手术都是从上海市第一人民医院起源和发展的。作为我国最早开展视网膜手术的医生，赵东生教授对于视网膜玻璃体手术有非

常精深的造诣和想法。他为中国眼底病学科和上海市第一人民医院打下了非常好的基础，这并非表现在引入设备和开展手术方面，重要的是文化传承。

20世纪80年代中期，张皙教授在中国率先使用C_3F_8做玻璃体手术眼内填充物，并设计将气体分装成小包装，推广到全国。C_3F_8在国内眼科界使用覆盖率一度超过70%。她在眼内气体填充方面做出的贡献，是当代玻璃体手术发展绕不开的一段路。

20世纪90年代以后，国内学术界与国外交流增多，国外的先进技术、设备、理念迅速进入中国。在微创手术、手术成功率、手术精细化及减少手术创伤方面，中国医生做了非常多的努力。作为国内最早开展眼底病手术和玻璃体手术的医院，上海市第一人民医院也积累了国内最多的眼底病手术病例。

关于玻璃体手术未来发展，许教授认为，随着技术进步，手术可能会越来越简单，患者痛苦越来越少，术后视功能恢复越来越好，手术和住院时间越来越短。

而就玻璃体手术本身而言，许教授坦言，近几年已经没有"质"的突破。许教授认为，近年来眼底病领域的突破主要体现在3个方面：抗血管内皮生长因子（VEGF）治疗黄斑病变；影像学进展；玻璃体手术切割头从20G到27G，从有缝线到无缝线，从对屈光有巨大影响到几乎无明显影响，3D引入使手术更精细，示教效果更好，体验更加不同。其中，前两个方面是革命性的变化，最后一个是巨大的进步。

（四）颜华教授：技术的进步，让手术安全性不断提高

颜教授首先回顾了玻璃体手术40余年发展历程，从17G、20G玻切头到微创时代的23G、25G、27G，玻切头越来越细，切割频率越来越高。技术的进步，让手术安全性不断提高。

除了玻切头直径和切割频率外，近年来玻璃体手术器械方面的进步，还体现在如下方面：①线性玻切，术者可以根据术中情况随时调整负压和切割频率；②术中照明的进步，利用广角照明和不同颜色的光线减少对视网膜的光损伤；带灌注的照明以及吊顶灯的应用等。

对于技术进步带来的益处，颜教授谈到，有了23G、25G玻切头，在做眼外伤手术特别是复杂的视网膜病变时，高速玻切加上低负压，减少了医源性视网膜裂孔出现几率，特别是降低了牵拉周边部视网膜的几率；在处理视网膜表面病变时更彻底；减少了术中出入眼内的次数；自动注、排硅油缩短了手术时间，提高了手术安全性。

关于微创玻璃体手术在眼外伤领域的应用，颜教授介绍，玻切技术不仅用于后段复杂眼外伤，还可用于一些复杂前节眼外伤，其主要用途包括：眼内异物取出，感染性外伤，感染性眼内炎，外伤所致复杂视网膜脱离，无光感眼，前后节联合手术，角膜血染、角膜混浊，临时人工角膜应用，睫状体脱离，以及虹膜修复等。在脉络膜损伤方面，微创也体现了一些优势，包括脉络膜缝合等。

谈到未来，颜教授认为，在眼外伤领域，主要是解决一些疑难问题，例如，脉络膜损伤的修复，外伤造成的顽固性低眼压，眼前后节交界部位损伤，以及导致很多眼外伤修复失败的 PVR 等。要解决这些问题，需要结合器械进步、药物研发以及眼内植入物研究等。

玻璃体手术国内大事记

20 世纪 70 年代末期，江苏、浙江等地开始研发国产玻切机。

1978 年，沈阳第一机床厂和上海无线电厂联合研制出临床应用的国产玻切机；上海市第一人民医院赵东生教授等用国产玻切机进行玻璃体手术尝试；第一次全国玻璃体手术专业学术会议召开。

1982 年，赵东生教授提出视网膜脱离膜形成和分级学说，被称为"赵氏膜形成分级法"，用以指导手术，判断预后。赵东生教授指出，视网膜脱离的形成实质是玻璃体视网膜增生粘连，牵拉膜，依据牵拉膜的程度制定膜的三级分类法。膜分级原则：第一级膜属于牵拉性质；第二级膜是视网膜赤道前出现固定皱襞，玻璃体浓缩；第三级膜是视网膜固定皱襞出现在视乳头附近。

20 世纪 80 年代中期，北京、上海、广州、西安等地的医院先后开始开展玻璃体手术。

1988 年，国内首次报告应用膨胀气体 C_3F_8 作为填充物，应用于视网膜脱离手术。之后 SF_6、C_3F_8、C_2F_6 等在玻璃体手术中广泛应用。气体的优点在于表面张力大，可自行吸收，但其有效填充时限较短，不便于下方裂孔的顶压。

1993 年，国内开始应用硅油填充，它具有填充时间长，视网膜复位稳定，术后可立即补充光凝等优点，但长时间存留可能出现并发症，最常见的有白内障、青光眼、硅油乳化和角膜变性，因此需要在适当时间取出。

1996 年，引入全氟化碳液体（重水），解决了以往难以处理的问题，例如，巨大裂孔后瓣的复位、晶状体或核及人工晶状体、眼内非金属异物等的取出，简化了手术操作步骤，缩短了手术时间，提高了手术的安全性和成功率。

2000 年以后，随着国际学术交流的增多，我国玻璃体手术在技术方面逐渐与国际接轨，玻璃体手术微创化，适应证不断扩展。

（作者：李妍）

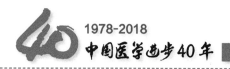
用公益慈善事业的火种点燃患者眼中的光明
——记北京同仁张晓楼眼科公益基金会"西藏光明公益行"

改革开放40年，中国走上了经济发展、民主健全、文化繁荣、社会和善、人民生活殷实的道路，老百姓过上了好日子。也正因为经济条件好了，有更多人有了帮助其他人的愿望和能力，与此同时，改革开放的政策也为中国公益慈善组织及公益慈善事业的发展提供了重要历史机遇，在医疗行业，越来越多的患者受益于慈善项目。可以说，改革开放改变了中国的命运，改变了中国慈善事业的命运，更改变了中国很多贫困患者的命运！这里我们要讲述的北京同仁张晓楼眼科公益基金会"西藏光明公益行"的一次经历，以及北京同仁医院副院长、眼科主任魏文斌教授对医疗行业慈善公益项目的解读。

如果说，最亮不过西藏夜空的星，那么比星星更明亮的，是生活在这里的藏民同胞的眼睛，他们的眼神单纯、清澈，正如同像高原雪山一样纯洁透彻的精神世界。然而，也正是这些雪域高原上的眼睛，接受了更多的紫外线辐射。玻璃体视网膜疾病，让西藏美景在他们眼中越来越模糊，直到什么也看不见。

2018年9月28日，一个普通的星期五，西藏自治区藏医院迎来了特别的一天。清晨7点钟，天还未亮，一支来自北京同仁医院的医生团队就来到医院大厅。此次由北京同仁张晓楼眼科公益基金会发起的"西藏光明公益行"活动不仅给西藏

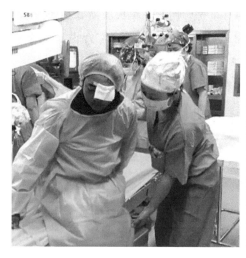
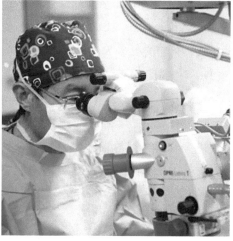

上午9：00，第一例患者进入手术室，魏文斌教授的第一台手术开始了。据王聪医生介绍，这是一例全视网膜脱离的20多岁的年轻患者，如果错过此次治疗，就错过了最佳治疗时机，即将面临失明风险

自治区患者送来了权威眼科医疗团队，还带来了玻璃体视网膜手术的重要设备——"Constellation 玻璃体视网膜手术系统"，为藏区今后自主开展玻璃体视网膜手术留下了希望的火种。

一、日光倾城下，藏民的眼睛更易"伤"

魏文斌教授介绍，西藏地区居民的疾病谱和内地居民有明显差异，这源于生活习惯的不同。从大的疾病谱来看，藏区居民饮食味道偏咸，摄盐量相对较高，因此高血压、高血脂、高血糖的发病率都很高；从眼科疾病谱来看，由于西藏海拔高，大气中紫外线辐射强烈，所以白内障的发病率高。目前，白内障在西藏地区的发病时间比内地平均提前十年以上，也是高原地区的重要致盲眼病之一。

在生活习惯和地理环境双重作用下，藏区糖尿病性视网膜病变，高血压、高血脂引起的视网膜血管阻塞、黄斑变性也很常见，这些都是引发视功能障碍的重要原因。

近年来，西藏地区的白内障防盲治盲工作做得很好，白内障手术率也比较理想。相对而言，糖尿病患者视网膜病变筛查工作相对则薄弱，糖尿病视网膜病变引发的视力障碍，已经成为藏区的重要致盲眼病之一。

二、慈善公益走进西藏，重燃患者眼中的光明

受医疗卫生条件所限，目前西藏地区糖尿病视网膜病变筛查、转诊等程序还不完善，对于视网膜静脉阻塞引发的严重视力障碍治疗也比较困难。所以从 2017 年开始，北京同仁张晓楼眼科公益基金会来到藏区医院开展玻璃体视网膜手术。

魏文斌教授坦言，"对于藏区患者来说，要治疗玻璃体视网膜疾病需要到内地有医疗条件的城市去，长途跋涉、花销巨大。而我们来到藏区开展玻璃体视网膜手术，能让这些罹患致盲眼病的患者就地解决自己的问题，这是一件好事。这一次，我们更是让玻璃体视网膜手术的重要设备——'Constellation 玻璃体视网膜手术系统'落户西藏自治区藏医院。"

有了设备，就要培训西藏的医生。就在前一天，魏文斌教授团队培训了眼内注药技术——将药物制剂注射到玻璃体腔，这是最近十年发展起来的治疗玻璃体视网膜疾病的重要给药方法，通过一天的培训，藏区医生很快就掌握了主要技术和基本适应证，这意味着今后有相当一部分的糖尿病视网膜病变患者能够受益于该技术，得到及时的治疗。

有了设备、有了技术，从理论到实践，让西藏自治区的眼科医生掌握玻璃体视网

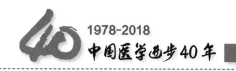

膜手术的基本技术，让常见的玻璃体视网膜疾病的治疗从此不需要走出西藏！

三、医生与患者的温暖"拉手"，改变了很多人的命运曲线

中国的快速发展有目共睹，要实现"健康中国"的美好蓝图，需要让偏远地区、少数民族的地区和发达地区同等享受改革开放的红利，让他们也能享受到先进医疗技术。

魏文斌教授认为每一位医生在完成自己的本职工作之余都应该积极参与到慈善公益活动中来，慈善公益活动的途径多种多样，也包括在日常生活或者工作中多做一些疾病防治科普宣传，让更多的老百姓懂得怎么去预防、早期发现疾病，及时意识到健康隐患，主动去做健康筛查。

当然，如果还有更多的能力和精力，就可以参加更多的公益活动，魏文斌教授团队曾经在云南的一个小县城开展中小学生视力筛查时碰到一名高中生，他的班主任告诉医生，他从来没有看到过黑板，只有靠听力学习。医生检查后发现他是病理性近视，通过验光、检查后配上助视器这样简单的治疗，他能够看见书本了。

回访的时候，得知这名高中生顺利考上大学，并励志毕业后回到云南家乡，从事教师职业，医生们内心很感动。通过这一点点帮助，帮助一个优秀的孩子重新树立了生活的信心、找到了人生的奋斗目标和方向。

魏文斌教授感言：医生与患者之间一次温暖的"拉手"，就能够改变很多人的命运曲线，我觉得这就是大爱无疆，也是做慈善公益收获的鼓励，这也是吸引更多医务人员、社会人士参加到慈善公益活动当中来的动力所在。

四、单纯义诊不解决根本问题，提高医疗水平才是当务之急

魏文斌教授介绍，我们身边有很多社会爱心人士，他们愿意将自己的社会资源或个人资源贡献出来开展公益活动，正如北京同仁张晓楼眼科公益基金会，汇聚了社会爱心人士提供的各方面资源，并联合同仁医院眼科医生的技术，让贫困患者及时接受免费的手术治疗，同时也到偏远地区去开展眼科疾病的筛查和治疗等工作。

在医生的职业生涯中能够参与到这样的公益活动中来，能够充分体会到职业的自豪感。相当多的医务人员有做慈善的热情，北京同仁张晓楼眼科公益基金会汇聚这些热情，让更多的志愿者加入到公益活动当中，是一件非常有意义的一件事。

北京同仁张晓楼眼科公益基金会开展慈善活动已经很多年，早在20世纪90年代就开始到全国各地开展义诊，用业余时间给患者治病。但是慢慢魏文斌教授认识到，

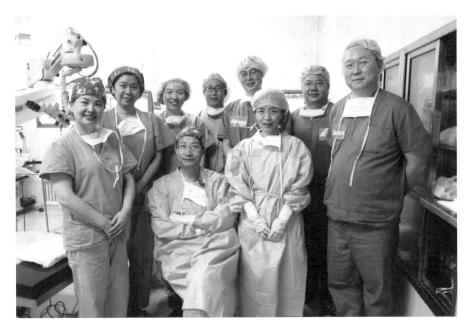

在离开手术室之前，同仁医院医生团队和爱尔康玻切技术团队合影留念，对于西藏自治区的玻璃体视网膜患者而言，这是一个意味着光明的新起点

单纯的义诊是解决不了根本问题的，因为并没有从根本上提高当地的医疗水平。

因此在之后的近 20 年，魏文斌教授的一个重要改变就是通过基金会等渠道来培养、提高当地医生的医疗技术。北京同仁张晓楼眼科公益基金会的一个重要的项目就是培训医生，只有当地医生的技术水平提高了，才是当地老百姓的福音。

从事眼科慈善公益事业的他们，是让无数眼疾患者重新看见天地的人，更是势在燎原的星星之火。愿光明的火种随着北京同仁张晓楼眼科公益基金会的脚步，点亮更多双眼睛，温暖更多的心灵！

（作者：张丽佳）

普查，高血压防治的第一步
——记 1979—1980 年全国首次标准化高血压普查

"吴院长，查出来，咱们怎么办？"

"普查普治，查出来就得治！"

这是 1979 年 4 月河南郑州召开的全国心血管病流行病学及人群防治的协作会议上的一小段对话。也正是在这次会议上，讨论并布置了在全国范围开展一次标准化的高血压抽样普查，即 1979—1980 年由阜外心血管病医院领导组织的改革开放后首次全国高血压普查，这也是我国第一次采用统一方案和方法（标准）进行的人群高血压流行病学研究。这次普查由被誉为"扛起我国心血管病流行病学和人群防治大旗"的吴英恺教授领衔。为什么说 1979—1980 年这次高血压普查是一次里程碑式的工作？让我们一起回顾这次全国高血压普查，重温这段历史。

一、统一标准，首次全面掌握高血压流行情况

1959 年，全国共完成了近 74 万人的血压普查工作，高血压患病率平均为 5.1%。但当时各地采用的诊断标准不一致。

为了统一诊断标准和普查分析方法，1979 年 4 月，在河南郑州，吴英恺教授组织召开了全国协作会议。这次协作会可说是我国心血管病流行病学和人群防治史上的一个里程碑，它决定了几项重要的任务：包括制定"心血管病流行病学研究及人群防治工作 1979—1985 年规划"，在此规划中提出防治对象多数地区以高血压、脑卒中、冠心病及急性心肌梗死为重点；对高血压的防治区规定了人群分组、血压测定的方法和诊断标准等，编写了《高血压、脑卒中、冠心病的防治》一书。

这次会议，也讨论和布置了在全国范围开展一次标准化的高血压抽样普查的工作，并决定分别在 1979 年及 1980 年秋季进行。

此次高血压普查在全国 29 个省（区、市）90 个城市及 208 个农村地区，以县为单位展开，按照统一的抽样方法、诊断标准和测量方法抽取 15 岁及以上城乡人群进行调查。原计划调查人数 350 万，但 1981 年实际完成调查人数为 400 多万（4 012 128 人）。采取世界卫生组织（WHO）的高血压诊断标准，即血压≥160/95mmHg，经另次检查核实，确诊为高血压；血压为 141~159/91~94mmHg 者为临界高血压。

当年在我国还没有计算机的条件下，统计学家、流行病学家们领导有关科研人员，从现场调查到资料的统计和整理付出了巨大的劳动。

调查结果显示，年龄调整的确诊高血压总患病率为 4.67%；临界以上高血压总患病率为 7.73%。这次调查提供了 20 世纪 70 年代末 80 年代初全国高血压的流行现况，以及不同年龄、不同地区、不同民族人群高血压患病率。调查发现我国高血压患病率存在北高南低地区差异的特点，其原因可能与北方人摄盐量高于南方人有关；其他特点还有城市高于农村；省或市工业化程度越高，城乡患病率差别越大；一些少数民族地区如西藏自治区拉萨藏族，内蒙古自治区锡盟蒙族和延边朝鲜族的高血压患病率很高，确诊高血压在 10% 以上。另外，依据患病率估算，我国当时高血压患病人数约 5000 万，与 1959 年公布的全国高血压抽样调查患病率相比增加了 50%，这引起了政府及医务人员对高血压的重视。

这是我国首次大规模、有计划并采用国际标准进行的心血管流行病学研究，是一次里程碑式的工作，是我国第一次科学地全面地掌握了高血压病的流行情况，为我国心血管病的流行病学研究打下了基础，也为高血压防治提供了行动依据。

二、克服困难，完成普查工作

1979 年，孙明作为这次普查项目的湖南负责人，足迹遍布湖南各地，取得了大样本的第一手资料。他深入到农村、社区基层，了解湖南省人群高血压患病率的部分危险因素。"在孙教授的带领下，我们 1 年内收集了 8 万多条数据，有时候一天就要给几百位患者抽血收集样本，经常在农村一待就是一个星期。当时条件非常差，我们都是自己搭车去，有时候晕车很厉害，但是那时候为了科学研究什么都顾不上了。"一位曾经参与普查的医生回忆。

1979—1980 年，内蒙古自治区在卫生厅直接领导下成立高血压防治领导小组，由周景春担任组长，马亚东、陈亦矾、马凤智等为业务组成员，他们克服牧区语言障碍和交通不便的困难，深入开展高血压防治工作。调查发现牧区蒙古族人口确诊高血压标化患病率为 10.46%~13.05%，明显高于农区及旗县城市人口，为全国标化患病率的 2.2 倍，其中锡林郭勒盟牧区为全国高血压十大高发区之一。基于本次普查结果，周景春于 1982—1989 年领衔了"牧区心血管病高发因素和发生发展规律的探讨"研究，进一步开展心血管病普查，建立了牧区人口的健康档案。

三、我国几次高血压普查及相关数据

继 1979—1980 年全国首次标准化高血压普查后，我国又分别于 1991 年（95 万人）和 2002 年（15 万人）进行了人群高血压抽样调查，结果显示，1991 年和 2002

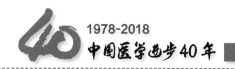
年我国高血压患病率分别为 13.6% 和 17.7%，估算全国高血压患者分别为 9000 万和 1.6 亿；《中国居民营养与慢性病状况报告（2015）》显示，2012 年中国 ≥18 岁居民高血压患病率为 25.2%，中国高血压患病人数为 2.7 亿；患病率城市高于农村，男性高于女性，并且随年龄增加而显著增高。

随着社会经济的发展、生活方式的改变以及人口寿命的延长，高血压的患病率不断上升，迫切需要加强防治，而普查为防治工作提供了重要参考依据。正如吴老所说："普查普治，查出来就得治！"因此，对于心血管病防治而言，普查登记只是第一步，我们要走的路还很远。

（作者：扈妍）

中国冠心病介入发展之路
——从首例 PTCA 谈起

谈起冠心病治疗领域近 40 年来的发展，介入治疗的诞生与普及无疑是一个革命性的飞跃，这一救命性的技术已为无数人带来了生的希望。那么，介入技术是如何在中国生根、发芽的？又是怎样完成了由萌芽到成熟的蜕变，在此期间我国冠脉介入事业的发展留下了怎样的历史轨迹？现在，让我们一起回到 35 年前，回到介入治疗刚刚兴起的那个年代……

一、首例背后的故事

1977 年 9 月，瑞士学者格林特茨格（Gruentzig）完成了世界首例经皮冠状动脉腔内成形术（PTCA），开创了介入心脏病学的新纪元。我国苏州熊重廉、蒋文平于 1983 年，西安郑笑莲等于 1985 年先后在外国专家协作下成功施行 PTCA。我们有幸采访了苏州大学附属第一医院蒋文平教授，听蒋老讲讲过去的故事。

蒋老在回忆第一例 PTCA 时告诉记者："1983 年初春，我们在众多病例中筛选出两例符合适应证、相对简单的病例即单支血管病变的病例，计划实施 PTCA 以避免冠脉旁路移植术（CABG）带来创伤，这其中一例就是蒋亚平。"

"蒋亚平当时因胸骨下阵发性疼痛 13 个月、近期自觉胸闷气急而收住院。对患者进行冠脉造影（CAG）显示：冠状动脉左前降支近端狭窄 75%，长约 7mm。在美国查亨（Chahen）医师、塔姆（Tam）医师及卡尔通（Calton）技师的指导下，我们在患者股动脉进行穿刺并放置动脉鞘，置入导引导管和导引钢丝，将球囊沿导引钢丝送至左前降支狭窄部位，向球囊加压扩张冠状动脉，于 1983 年 10 月 10 日完成了首例 PTCA。手术非常顺利，在球囊扩张后复查 CAG，显示左前降支血管通畅、未见狭窄，术后患者心绞痛症状也迅速缓解。"蒋教授介绍，"做的时候不但是我们科做准备，那天医院特意空出一个手术室作为备用支持，外科、麻醉科随时待命，内外科间转运通道全部一级准备，确保所有环节顺畅，以最大限度保证患者安全。当时符合适应证的另一位患者因对手术有顾虑，并未成为第一例接受 PTCA 的患者。但观察到蒋亚平的手术顺利，他也积极要求手术，我们接着进行了第二例 PTCA 术，也同样顺利完成。"

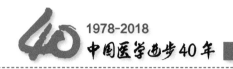
二、发展：从模仿到创新

尽管我国冠心病介入技术起步较晚，但发展之迅速无任何国家可比，此间我们迈出的每一步，都有它特殊，且影响深远的意义。

（一）适应证把握"翻天覆地"

1990年，中国医学科学院阜外医院高润霖院士带领团队在国内首先对急性心梗、休克的患者进行PTCA治疗，PTCA适应证也逐步从单支血管病变引起的稳定性心绞痛发展到治疗多支病变、急性心梗（直接PTCA治疗）和慢性完全闭塞性病变（CTO）。

（二）BMS、DES、BRS时代相继到来

1992年，我国引入裸金属支架（BMS）置入术，21世纪初BMS的置入率达到80.6%，但因仍有20%~30%的支架内狭窄率，后渐被药物洗脱支架（DES）所取代。2002年我国与国外几乎同步应用西罗莫司或紫杉醇涂层的DES。近年这种支架得到广泛应用，占到置入支架总数的95%以上，其中中国产品占到70%以上。基于DES存在的问题，药物涂层球囊和生物可降解支架（BRS）成为心脏介入医生追求的下一个目标。

（三）手术入路，开始在手腕上做文章

1996年，复旦大学附属中山医院葛均波院士在南京医科大学第一附属医院成功实施了国内首例桡动脉途径（TRI）冠脉支架植入术。自2007年起，TRI已成为国内PCI的主要入路。2001年，河北医科大学第二医院傅向华教授等在世界上首先完成了经尺动脉途径行冠心病介入治疗并获得成功。

（四）相关规定相继出台

为规范介入技术的应用，2002年中华医学会心血管病学分会和中华心血管病杂志编辑委员会组织了专家组，首次制定并发布了我国《经皮冠状动脉介入治疗指南》；为加强心血管疾病介入诊疗技术管理，规范心血管疾病介入诊疗行为，2007年原卫生部组织制定了《心血管疾病介入诊疗技术管理规范》。

（五）创新技术中国造

DK-Crush术是由我国南京医科大学附属南京第一医院陈绍良教授发明的，与经典的Crush术相比，该技术明显提高了最终对吻扩张的成功率，明显降低靶血管重建率及分支血管开口的再狭窄率。

从Firebird到Firebird2再到Firehawk，国产DES的性能和治疗效果得到不断进步和提升。2013年，葛均波院士带领团队完成了国内首例自主研发的完全可降解聚乳

酸 Xinsorb 支架的手术，标志着我国心脏支架术第四次革命的到来。另外，我国研发的 Firesorb（由中国医学科学院阜外医院高润霖院士、徐波教授担任主要研究者）及 NeoVas（由沈阳军区总医院韩雅玲院士担任主要研究者，徐波教授和浙江大学医学院附属邵逸夫医院傅国胜教授担任共同研究者）等完全可降解支架已经进入临床研究阶段并取得了可喜的阶段性研究结果，最终结果值得期待。

（六）向 PCI 大国、强国迈进

21 世纪以来，我国冠心病介入治疗例数每年以 20%~40% 的速度增加，2009 年起例数已超过日本和其他欧洲国家，2013 年例数已近 45 万，仅次于美国，居世界第二位。最新数据显示，2017 年度中国大陆冠心病介入治疗全国总病例数已超过 75 万例。

三、展望："心中有剑，手中无剑"

未来哪些技术将为心血管疾病治疗带来深远影响？葛均波院士曾在接受本报记者采访时指出，"介入无植入"可能是发展方向，例如药物涂层球囊、生物可降解支架等。随着现代精准医学的发展以及对冠状动脉粥样硬化危险因素的深入认识，未来有可能实现冠脉粥样硬化斑块少发生、晚发生、不发生，或者新技术能够有效去除血管内已形成的斑块，终有一天将出现无需植入支架的治疗手段。心中有剑、手中无剑，这可能是心血管医生追求的最高目标。冠脉介入未来的发展值得大家期待。

（作者：张利环　审阅：蒋文平）

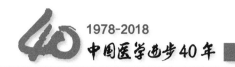

为解除病人痛苦迎难而上
——早年心脏起搏器研制与心内导管消融开展情况

1983 年，我国首例"直流电消融根治室上速"诞生于南京医学院附院（现为南京医科大学第一附属医院，也称江苏省人民医院），在此之前，他们已在心脏起搏器的研制与临床应用方面进行了艰苦的探索与实践。

一、首例"直流电消融根治室上性心动过速"背后的故事

（一）起搏器研究工作奠定基础

1963 年，南京医学院附院胸外科王一铠医生与工人们一起研制成功国内第一代半导体起搏器与心外膜起搏电极。1964 年，一位老工人因三度房室传导阻滞反复晕厥，马文珠、王一铠等医生克服重重困难，为该患者安置了经皮导线型起搏器，使其转危为安，并延长了寿命。此后，该院黄元铸、程蕴琳与朱思明等医生坚持不懈地努力，研制出多种不同类型起搏器。为抢救众多阿 - 斯综合征患者的生命，他们的足迹不仅

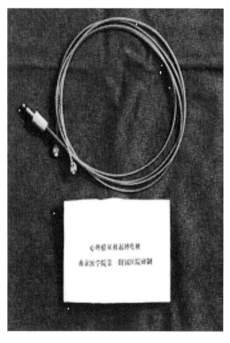

心外膜双极起搏电极，南京医学院附院研制

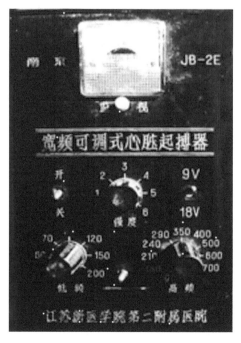

宽频可调式心脏起搏器，南京医学院附院研制

到达省内各地，还远赴四川、北京等地。

1972年黄元铸医生从国外文献获知用超速起搏方法可纠治复发性室性心律失常，他兴奋之余，立即在国内介绍这一方法，并与工厂一起研制了第一根双极起搏导管，并协助朱思明医生采购元器件，手工制作了第一台宽频调幅起搏器。

1973年，该院接诊了一位顽固性扭转型室速病危患者，在基层无X光机条件下，马文珠、朱思明医生凭心腔内心电图将自制的第一根双极心内膜电极送入右心房，并采用超速抑制起搏法终止了室速发作，这是我国第一例用超速起搏法控制恶性快速性室性心律失常的范例，其成果于1974年在中华医学杂志发表，美国同行获知后，来函索要文章并推荐发表于《美国心脏起搏与电生理杂志》。

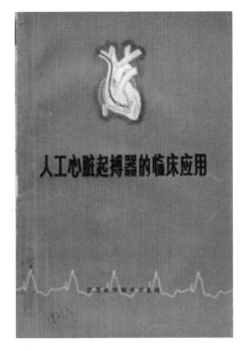

国内第一部心脏起搏专著《人工心脏起搏器的临床应用》出版

1974年，JB-4型按需型起搏器研制成功，获批量生产，供应各医院临床需要。他们的上述业绩也获得1978年在京召开的全国科学大会奖。

（二）承担责任、知难而上

1983年，黄元铸教授等开始探索非开胸途径根治室上性心动过速的可行性。当时他们接诊了一位男性工人，患者在当地医院诊断为无休止性室上速，药物治疗无效，心率徘徊在180次/分。经食管行心房调搏也仅能使心动过速中止几分钟，但这使患者得以"喘一口气"。但随着心动过速病程的延长与出现心衰症状，患者情绪变得狂躁且有轻生行为。当时正值黄元铸教授团队成功完成直流电心内消融的动物实验研究。面对患者的痛苦表情与求生的渴望，他们决心承担责任、知难而上，细致地为患者进行了心内电生理检查与房室交界区直流电消融术，终于终止了顽固性心动过速，使患者转危为安，随即为患者安置了起搏器。

这是我国首次施行心内直流电消融术纠治难治性室上速的成功尝试，这一工作成果与科学总结发表后，他们曾受邀在日本循环学术会议上进行交流，也为该院快速发展心内电生理工作奠定基础。黄元铸教授谈到，回忆当年创业之艰辛与病人获救带来的喜悦，一切仍历历在目，这也成为他们内心永恒的记忆！

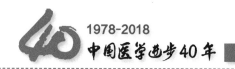

二、回眸我国临床心电生理学发展历程

（一）引进体表心电图记录仪

我国心电图应用始于1928年，董承琅教授率先使用能记录3个标准肢体导联的弦线型心电图机，这拉开了我国心电图临床应用时代的序幕。20世纪50年代，黄宛、陶寿淇、林传骧、黄铭新等专家引进并普及推广了心电图、心电向量图，为中国心脏电生理学事业做出了开拓式的贡献。

（二）研究腔内心电图学

1973年，中国医学科学院阜外医院孙瑞龙教授等利用其自行研制的心电前置放大器首次成功地在一位先心病患者心内记录到了希氏束电图，开创了国内临床电生理学研究和发展的新时期。

（三）引进并推广心电治疗学

1. 经食管心房调搏术　1978年，苏州大学第一附属医院蒋文平教授率先在国内开展经食管心房调搏术，这项无创低风险的技术迅速得到推广，临床应用范围逐步扩大。

2. 起搏器　20世纪60年代初，上海市第一人民医院胸外科霍銮锵医师等首开我国研制心脏起搏器的先河；其后不久南京医学院附院王一镗医师与南京幸福无线电厂研制生产了第一批JB-1型半导体起搏器与心外膜起搏电极等，供应国内几家医院使用；复旦大学方祖祥教授、中山医院江圣扬教授、天津医科大学总医院周金台教授、西安交大医电所黄诒焯教授、解放军总医院朱中林教授等专家学者，都曾为国产起搏器研发做出大量辛勤的工作。

3. 直流电与射频消融　经食管心房调搏术与起搏器治疗为心内消融治疗的发展奠定基础。1983年，南京医学院附院黄元铸教授等首先在国内采用心内直流电消融根治难治性室上性心动过速。1991年陈润芬教授利用改进的国产高频电刀发生仪，首次进行了快径路的成功消融。1994年黄从新教授出版《心律失常射频消融疗法》专著，系统介绍了射频消融原理和方法。

（四）心电学、心电治疗学的进一步拓展

20世纪90年代后，在胡大一、黄从新、张澍、黄德嘉、马长生、杨延宗等一批专家努力下，经导管射频消融技术拓展到治疗预激综合征、室速、房速、房扑和房颤。近年来，我国对优化房颤消融治疗进行了积极探索，并有所创新；与此同时，我国学者在国际专业学术会议上的发言也明显增多。此外，郭继鸿等专家在提升学会工作，临床心电生理学教育普及以及与国外交流方面做出了重要贡献。

（作者：孙云）

从"舶来品"到中国特色

——抗击艾滋病的 33 年

"人类的抗'艾'历程就像一个马拉松长跑。前三分之一，中国落后很多；中间三分之一，已经赶得差不多了；后三分之一，冲刺阶段，我们有希望在某些方面做出世界领先水平。"北京协和医院李太生教授这样说。

自 1985 年中国发现首例获得性免疫缺陷综合征（艾滋病，AIDS）患者，我们就开始了与 AIDS 的战役。经过 33 年的攻坚战，我国 AIDS 控制在低流行水平。从最初的缺医少药到生产仿制药，到推广效优、价廉、毒副作用小的"中国方案"，再到探索综合治疗模式，我们一步一个脚印，积累了中国数据和经验，走出一条符合我国国情的抗"艾"道路，同时也为 AIDS 的全球防控贡献着中国智慧。

一、我国首例 AIDS 患者发现始末

（一）疑诊 AIDS，追问病史

1985 年 6 月 3 日傍晚 6 时，北京协和医院外宾医疗科急诊室迎来一名 34 岁阿根廷男子，该男子旅居美国 15 年，有同性恋史。患者因"肺部感染"就诊，入院时神志清楚，高烧不退，呼吸困难。4 日早上，患者转入住院病房，时任内科副主任、传染组组长的王爱霞教授前去会诊，拿起胸片，暗自惊叹："典型的卡氏肺孢子虫肺炎（PCP），难道是 AIDS？"随后越洋电话联系到患者的家庭医生，王爱霞教授才了解到，原来患者去年就被诊断为 AIDS，合并 PCP，只有喷他脒静点有效，但该患者已断药两周。

（二）冒险取血，获得血清学证据

如何确诊 AIDS？当时美国的诊断标准之一为人类免疫缺陷病毒（HIV）抗体阳性。AIDS 被视为"烈性传染病"，谁会取血化验呢？6 月 5 日，王爱霞教授做出大胆举动——取走患者 5ml 血，亲自分离出血清标本，请原卫生部药品检定所采用酶联免疫吸附法协助测定。结果显示，患者血清 HIV 抗体与标准阴性血清 OD 值之比高达 59.7（>5 即为阳性），呈强阳性。

（三）知情同意下完成国内首例 AIDS 尸检

5 日傍晚 7：30，患者病情加重，入重症监护病房。6 日上午 10：10，患者死于中毒性休克、呼吸循环衰竭。

这是我国境内发现的首例 AIDS 病例，医生们非常希望能够争取到尸检，查明 AIDS 的病理改变。在阿根廷使馆的帮助下，医院征得患者性伴侣的同意，签订了一

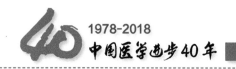
份编号为 498 的《协和医院病理检查同意书》。

尸检工作在 6 月 8 日下午进行。病理科派出三位医师——高年主治医师张慧信主刀，住院医师崔全才担任助手，技师王若虹负责缝合。崔全才医师曾在 2013 年接受本报采访时表示，"当时是既兴奋、恐惧，又感到责无旁贷"。

通常尸检都会留下大体标本照片，更不必说这一特殊病例。但是，考虑到一台照相机价值昂贵，一旦尸检过程中被污染只能扔掉，所以三位医师最终还是放弃了拍照。尸体肚皮被切开后，肉眼可见肺体积增大、肺水肿，肝、脾体积明显增大。医生们将不同器官取出，逐个称重后切开，置入玻璃容器，用福尔马林浸泡。即使如此小心翼翼，尸检过程中还是发生了意外：缝合针甩出的液体飞溅入技师王若虹的眼中！条件所限，他当时仅进行了简单冲洗和消毒，便又继续投入工作。回想起这个"小插曲"，王若虹心有余悸。起初几年他还很担心是否被感染，随后身体一直很健康，一颗悬着的心才慢慢放了下来。

尸检后两周，大标本被做成蜡块、切片，共得到全身脏器的病理切片 50 余张。最终病理诊断为：AIDS，双肺 PCP。我国第一例 AIDS 诊断至此尘埃落定。

紧接着，医院组织了病例讨论会，最后讨论结果发表于《中华内科杂志》1986 年第 25 卷第 7 期。自此，北京协和医院吹响了中国抗"艾"之战的号角，在 33 年攻坚战中发挥着先锋带头作用。

二、国内大事记

1985 年 6 月，北京协和医院报告国内首例 AIDS 患者，为输入性病例。

1993 年开始用齐多夫定和扎西他滨进行 AIDS 的抗病毒治疗。

1995 年王爱霞教授主持制定我国第一部《HIV/AIDS 诊断标准及处理原则》，AIDS 治疗逐渐走向规范化。

1999 年初步尝试抗 HIV 的"鸡尾酒疗法"，首批治疗 20 例患者。

2003 年严重急性呼吸综合征（SARS）疫情暴发，促进"四免一关怀"政策出台，全面启动 AIDS 免费抗病毒治疗。但当时国内仅有五种仿制药，药物剂量、疗效、副作用等均是未知数，限制了抗病毒治疗的推广应用。

2005 年第一部《艾滋病诊治指南》出台。

2006 年 AIDS 抗病毒治疗"中国方案"初建。李太生教授主持完成国内首项多中心前瞻性研究，优选出两个一线抗病毒方案，被称为"中国方案"。该方案迅速在临床推广应用，病毒抑制率达 60%~80%，费用仅为进口药的 1/6，治疗成功率提升30%，病死率显著下降。

2009 年推出二线治疗方案，适用于耐药、毒副作用或依从性差导致抗病毒治疗失败者。

2010 年优化出效优、价廉、毒副作用小的"转换方案"，即司坦夫定＋拉米夫定＋奈韦拉平治疗 6 个月后更换为齐多夫定＋拉米夫定＋奈韦拉平长期持续。该方案使严重骨髓抑制的毒副作用降低 5 倍，年人均费用较进口方案降低 69%，显著提高依从性和耐药性。

2016 年调整 AIDS 免费抗病毒治疗标准，建议对所有 HIV/AIDS 患者均实施抗病毒治疗，意味着不再设置 CD4 细胞数门槛，实行"发现即治疗"策略。

三、希望与挑战并存

随着抗病毒治疗取得的巨大进步，AIDS 已由不治之症成为一种可防可控、能长期存活的慢性病，但需患者终身服药，药物安全性和依从性极其重要。目前我国艾滋病治疗仍存在一些尚待解决的难题，今后，针对慢性免疫激活和慢性炎症的探讨，包括长期成功抗病毒治疗后非 AIDS 死亡原因和机制、免疫重建障碍、清除病毒存储库等，将成为研究热点。

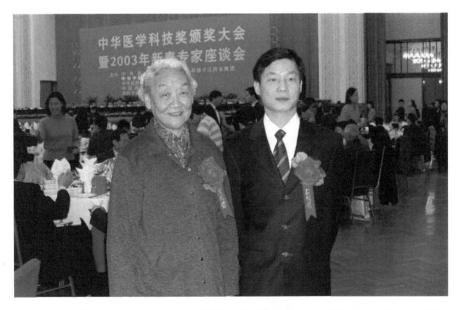

《HIV/AIDS 的临床诊治和免疫病理研究》获得 2002 年中华医学科技进步二等奖，李太生教授（右）和导师王爱霞教授（左）在颁奖现场

（作者：梅文秀　审阅：李太生）

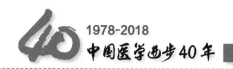
中国糖尿病防控 40 年
——聚焦大庆研究

1747 年 5 月 20 日,苏格兰海军军医詹姆斯·林德(James Lind)进行了著名的坏血病临床试验,开创了临床试验的先河。其后发生了很多对临床研究发展起重要作用的事件,最终促成了 1991 年"循证医学"的问世。不知是阴差阳错还是历史的安排,一项来自中国的临床试验——大庆研究,竟成了世界循证风暴来临之前的一项重要循证试验,中国医生潘孝仁也成为发起世界糖尿病预防随机临床试验的第一人。

一、全球循证风暴来临之前的一项中国循证试验

大庆研究主要组织者和执行者、中国医学科学院阜外医院李光伟教授介绍,20 世纪 80 年代初,尽管当时已有多种治疗糖尿病的方法,也取得了一定效果,但只靠治疗来阻止糖尿病及其并发症的进展极为困难。能不能通过采取一些措施预防糖尿病的发生呢?在大庆研究之前,只有瑞典一项糖尿病预防研究,但该研究不是随机研究,且失访率很高,因此其结果并未得到专家的广泛认可。因此"糖尿病能否被预防"在当时世界无人能回答。

1985 年,时任中日友好医院内分泌科主任的潘孝仁教授与我国著名心脏病学家吴英恺教授、从事高血压流行病学研究多年的大庆油田总医院胡英华教授合作,决定开展一项研究来回答这个"世纪之问"。在哪里开展这项研究成功的概率更高?经过前期调查,他们最终选择了大庆油田。当时大庆油田汇集了来自全国各地的工人和家属、人口流动性较小、公费医疗覆盖率高、卫生人员充足;且大庆的生活条件好,福利待遇高,肥胖者较多,糖尿病的发病率明显高于其他地区,最适于作为长期随访预防研究的地点。

大庆研究于 1986 年正式启动。研究团队联合大庆当地 33 家诊疗单位,对占当地人口总数之半的 110 660 人进行筛查,最终筛查出 577 位糖耐量受损患者,平均年龄 46.6 岁。这些患者被随机分为对照组和 3 个生活方式干预组,在 1986—1992 年,持续给予以合理控制饮食和增加业余体力活动为主要内容的生活方式干预。干预研究结束后,又进行了长达 20 年和 30 年的随访研究。

经过数十年的苦苦追求、探索,大庆研究结出了丰硕成果:它不仅证明了积极的生活方式干预可以显著减少糖尿病的发生率,而且证明这种预防有长达十年以上的后效应。同时在 20~30 年间显著降低视网膜等微血管病变、大血管病变、降低硬

终点心血管死亡和全因死亡风险。李光伟教授认为，30 年大庆研究最重要的经验是找到了科学性和可行性的恰当结合点，采取了能被大众接受并长期坚持的中等强度干预。

二、先行者的苦恼

大庆研究遇到的各种煎熬和困难超乎想象。据李光伟教授回忆，首先是那时候人们并不了解糖尿病的危害，不配合研究者进行调查。比如，工人不同意让研究者抽血，他们只能先从配合度较高的地点开始；工作条件的艰苦也始料不及，研究者们常常连硬座车票也买不到，要在火车厢间的铁板上历时 21 个小时才到大庆；为了给近 5000 名受试者做口服葡萄糖耐量试验，需要将葡萄糖用卡车运到研究现场，然后用天平称取、分装，并亲自监督受试者将糖水喝下去。工作量之大、过程之艰辛可想而知。最困难的是随访，从研究结束到 20 年、30 年的随访，离 6 年干预结束相隔数年之久，部分受试者已经去世，有些受试者离开了大庆移居其他省市。研究人员有时候要花 3 天时间、辗转十多次才找到一个受试者。历经千辛万苦，研究者们最终找到了约 98% 受试者的糖尿病信息和约 92% 受试者的死亡信息。

三、我们与糖尿病不断抗争的 40 年

（一）从 0.67% 到 10.4%

自 20 世纪 80 年代以后，随着经济状况的改善，人们生活水平的提高，我国糖尿病患病率从 1980 年的 0.67% 飙升至 2013 年的 10.4%，目前我国已成为全球糖尿病患者人数最多的国家。

（二）我们的努力与收获

改革开放 40 年，也正是我国糖尿病防治工作大力发展的 40 年。糖尿病领域专家学者和学术组织开展了大量卓有成效的工作。例如，在流行病学研究方面，自 1980 年起，我国共进行了 7 次全国范围的 2 型糖尿病流行病学调查，其中 2007—2008 年由杨文英教授牵头中华医学会糖尿病学分会（CDS）组织、2010 年由宁光教授领导与国家疾病预防控制中心赵文华研究员共同牵头完成、2013 年国家疾病预防控制中心王临虹教授组织的 3 次全国代表性的糖尿病调查摸清了我国糖尿病患病的基本情况，改写了全球糖尿病患病率的版图。

在糖尿病药物治疗与并发症防控方面，我国也紧跟国际前沿，通过一系列大规模临床研究和基础研究，积累了中国证据。

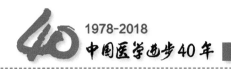
（三）从医疗界到政府及全社会关注

2013 年，世界卫生组织发布了全球慢病防控行动计划，我国也积极响应。2016
年中共中央、国务院印发的《"健康中国 2030"规划纲要》提出实施慢性病综合防
控战略，而糖尿病防控是控制慢性病和实现"健康中国"目标不可缺少的重要内容。
2017 年国务院办公厅印发的《中国防治慢性病中长期规划（2017—2025 年）》进一步
明确了核心目标和 16 项具体工作指标等，其中包括糖尿病患者管理人数、糖尿病患
者规范管理率……

（四）早防早治，响应和落实国家慢病防控战略

中华医学会糖尿病学分会主任委员贾伟平教授指出，目前生活方式干预已经成为
国际认可的糖尿病防控的有效方式，也成为将来糖尿病可能得以逆转的关键性措施；
临床一线糖尿病医生愿意积极配合国家慢病防控战略，把糖尿病防控这件事情做好，
把大庆研究的成果落地到具体行动中！

（作者：孙云　审阅：李光伟）

筑梦新生　大爱无垠

——纪念我国大陆辅助生殖技术成功实施三十周年

30 年前，随着一声清脆的婴儿啼哭，我国大陆第一例试管婴儿降生在北京大学第三医院的产房里。从那一刻起，我国的辅助生殖技术开始蓬勃发展，以张丽珠教授为代表的先辈们，创造了许多个"第一"的试管婴儿故事，而新一代的生殖医学专家们正在这条路上砥砺前行，继续谱写新的辉煌篇章。

一、一个婴儿诞生，开启一个新时代

世界第一例试管婴儿于 1978 年在英国诞生。我国辅助生殖技术起步较晚，张丽珠教授曾在 2013 年接受本报记者采访时介绍："那个时候，我们在做计划生育工作。出国考察、开会，介绍我们怎么做避孕、怎么做人工流产、怎么做妇女健康保健。"当时的张丽珠教授根本没有想过去做试管婴儿的事儿。

"后来，我常收到病人给我写的信，询问没有孩子应该怎么治？我收到过大概 6300 封信，信里说，没有孩子，觉得很痛苦、自卑，导致家庭不和、无心工作等。"张丽珠教授清晰地记得，"于是，我开始调查这些人不孕的原因。"

1984 年，张丽珠教授开始体外受精的研究工作，当时由北京大学第三医院（简称三院）、原湖南医科大学（现中南大学湘雅医学院）和北京协和医院三家科研院校联合攻关。开始时，张丽珠教授对卵子的认识还很不够，需要向北京医科大学（现名为北京大学医学部，简称北医）的组织胚胎学专家请教。

"取到卵，就放进装着卵泡液的试管里，再放进保温瓶，我的学生就一路小跑地穿过三院和北医的操场，把它送到组织胚胎学教研室。"

认识到卵子的形态后，把握其何时成熟、何时可以取卵，则是关系到体外受精能否成功的另一重要步骤。"开始的时候，也不是很清楚什么时候取卵比较合适。取得早了不成熟，取得晚了（卵泡）又破了，所以为了找到合适的取卵时机，白天、晚上都要查看病人，要监测病人的子宫内膜厚度，要检测病人小便的黄体生成素（LH）水平。"张丽珠教授告诉我们，"最后，我们总结出卵泡多大、子宫内膜多厚、LH 水平多高，是取卵的最佳时机。"取到卵子，进行体外受精，培育成胚胎，而后移植进宫腔，一步步摸索着、尝试着。

"做到第 13 例的时候，先是查小便显示早孕阳性，后来在 B 超下看到有一个小小的胎囊。"张丽珠教授介绍，"这个病人来找我们的时候已经 38 岁了，到这个年龄卵

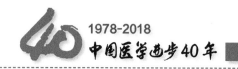
子数量也少、质量也不是太好，真是没有想到她可以成功。"

这例试管婴儿的出生不仅给一个家庭带来了幸福，还开启了我国大陆辅助生殖技术新的征程，为更多的不孕症患者带来了光明和希望。

二、我国试管婴儿发展历程

1988 年 3 月，我国大陆第一例试管婴儿在北京大学第三医院出生，女婴出生时体重 3900g，身长 52cm。

1992 年 6 月，我国大陆首例赠卵试管婴儿在北京大学第三医院诞生。

1995 年 2 月，我国大陆首例冻融胚胎试管婴儿在北京大学第三医院诞生。

1996 年，中山大学附属第一医院生殖中心首先在国内使用单精子卵浆内注射技术（ICSI）获得成功妊娠。

2000 年，中山大学附属第一医院生殖中心在国内首先成功建立植入前遗传学诊断（PGD）项目，成功诞生了我国第一例 PGD 试管婴儿。

2001 年，为规范辅助生殖技术的实施，原卫生部发布中华人民共和国卫生部令《人类辅助生殖技术管理办法》和《人类精子库管理办法》。

2006 年，我国大陆首例"三冻"试管婴儿在北京大学第三医院诞生。

2014 年 9 月，世界首例经 MALBAC（全基因组扩增技术）基因组扩增高通量测序进行单基因遗传病筛查的试管婴儿在北京大学第三医院诞生。

三、同心协力，共同探索与追求

我国大陆辅助生殖技术发展的 30 年，也是生殖医学飞速发展的 30 年。我国试管婴儿技术虽起步较晚，但经过不懈努力，现在我国每年通过辅助生殖技术受孕分娩的婴儿达 20 万人，已成为世界辅助生殖技术治疗第一大国。随着辅助生殖技术的广泛开展，我国新一代生殖医学专家也在成长和进取，不断追赶着国际先进水平，创造更多新的第一，使我国辅助生殖技术在世界范围内拥有重要的地位，甚至在某些领域已经达到世界领先水平。

据北京大学第三医院官网资料，截至目前，全国具有资质能够开展人类辅助生殖技术服务的医疗机构已经超过 450 家，其中能够开展体外受精 - 胚胎移植的医疗机构 350 家，能够开展胚胎植入前遗传学诊断的医疗机构已超 40 家，从事人类辅助生殖技术的专业从业人员已达上万人，全国辅助生殖技术的周期数每年均已超过 70 万例。

近五年来我国生殖医学科学研究进展，主要体现在一系列重要的临床诊疗意见得到更新，更多安全、高效、舒适、合理的治疗理念得到认同和推广；国内外大量高质量临床研究的开展，对临床诊疗方案的制定提供了新的理论依据。基础研究成果的涌现促进了生殖医学理论和实践的进步，为生殖医学明天更好、更快地发展带来了新的希望。

（作者：张利环　审阅：李蓉　仰东萍）

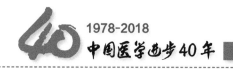

爱牙，先行者之路
——"920 全国爱牙日"的溯源

　　1989 年，原卫生部、教委等部委联合签署确定每年 9 月 20 日为全国爱牙日。其宗旨是通过爱牙日活动广泛动员社会力量，在群众中进行牙病防治知识的普及教育，增强口腔健康观念和自我口腔保健的意识，建立口腔保健行为，从而提高全民族的口腔健康水平。时任卫生部部长陈敏章与中华口腔医学会创会会长张震康教授都是"920 全国爱牙日"的主要倡议人。

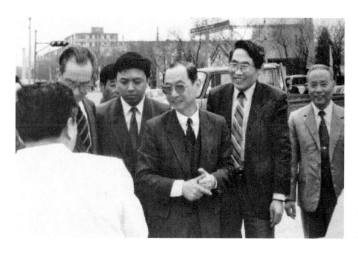

全国爱牙日，陈敏章部长（左三）到街道考察口腔卫生宣传情况。左四、左五分别是张震康教授和北京大学口腔医院时任书记王雨之，左一为世界卫生组织（WHO）在中国的代表

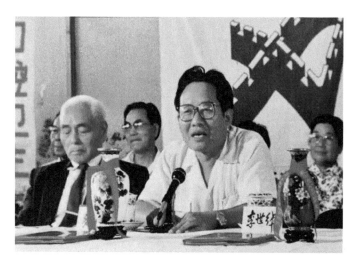

原卫生部钱信忠老部长（左）、原卫生部医政司张自宽司长（时任第一届牙病防治指导组组长）参加北京市牙病防治活动

一、口腔界专家联名上书建议发起"全国爱牙日"

据"920 全国爱牙日"的主要倡议人之一、全国牙病防治指导组的主要组织者和领导者、中华口腔医学会创会会长、北京大学口腔医学院名誉院长张震康教授介绍，20 世纪 70 年代末，北京医学院口腔医院（现北京大学口腔医学院）的教授到国外考察，发现我国与发达国家大众口腔卫生情况差距甚大：当时 70%~80% 的中国人没有刷牙的习惯，龋病发病率极高，而全国只有几千名口腔医生，医疗资源配比严重不足；而在美国、加拿大、澳大利亚这样的发达国家，牙医并不是像中国的口腔医生专注于补牙、拔牙，而是着眼于龋病和牙周病的预防。

国内的口腔工作者看到国内外如此大的差距，深感责任重大，首先做的是邀请国外的教授来我国做讲座，听众包括口腔医学专家以及原卫生部相关领导。同时，国内口腔专家也收集整理我国当时的情况，包括龋病发病率、大众刷牙状况、大众口腔卫生等，向原卫生部领导介绍。当时我国民众可谓"满口烂牙、牙石成堆、口气冲天"，这种情况和未来"四个现代化"的建设是不相称的。

鉴于上述情况，国内专家建议成立一个组织来进行全民性的口腔健康教育，这也是在我国首次提出"口腔健康教育""口腔健康促进"的概念。

当时，在很多发达国家卫生行政部门都设有专门的机构来进行口腔预防工作，但考虑到我国原卫生部不能增加编制，时任医政司张自宽司长建议成立了一个"半官半民"组织——全国牙病防治指导组，由张自宽司长任第一届组长，挂靠在北医口腔医院并归由原卫生部领导。

面对这么庞大基数的人群不刷牙、不洗牙，牙防工作该从何处着手呢？

当时的卫生部部长陈敏章高瞻远瞩，站在比口腔专业人士更宏观的角度，建议口腔专家联名给原卫生部写信，开展口腔预防工作从"爱牙"开始，就此提出"爱牙日"这个概念。当时 14 名参会的口腔专家联名给原卫生部及其他几个相关部门写信，建议发起"全国爱牙日"，很快就得到了批示。

1989 年 7 月，由原卫生部、教委等 9 个部委联合签署，确定每年的 9 月 20 日为全国爱牙日。在我国，"爱牙日"是第一个以预防牙病为目标的全国性节日，为全民健康教育健康促进开创先河，继全国"爱牙日"的创立之后，全国"爱眼日""爱耳日"等也相继涌现。

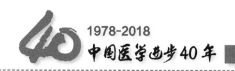
二、推广含氟牙膏之路曲折却从未间断

1989年第一个"全国爱牙日"的主题是"人人刷牙，早晚刷牙，正确刷牙！用保健牙刷和含氟牙膏刷牙"。但关于使用含氟牙膏的争论始终存在。

事实上，目前全世界已有几十个国家使用"氟"这个元素来预防龋病，氟化物防龋是20世纪公共卫生领域的重大发现和里程碑之一。科学研究证明，氟元素是人类所需的微量元素之一，它能增加牙齿的抑菌及抗酸能力，并促进牙齿脱矿后再矿化。几十年的经验和大数据证明，饮水加氟可使患龋率降低50%以上，使用含氟牙膏可使患龋率降低20%左右。所以世界卫生组织、世界牙科联盟及世界牙科研究会等国际权威组织，始终向全人类推荐用含氟牙膏刷牙；国内的权威机构——中华口腔医学会、全国牙病防治指导组、中国牙病防治基金会，无一不推荐使用含氟牙膏。

我国推广含氟牙膏之路并不是一帆风顺，中间也经历了几番波折：①经过全民口腔健康教育，我国牙膏工业迅速发展，牙膏由原来的滞销变成脱销，短时间内竟涌现出100多个牙膏品牌，这其中可谓鱼龙混杂。口腔专家把国内外牙膏成分做了统一检测，检测结果是国内牙膏只有部分是含氟的，且含氟量不达标。②因为我国有一些高氟地区存在氟斑牙、氟骨症患者，所以一些公众卫生专家对含氟牙膏是持反对态度的。于是，原卫生部召集口腔领域及公共卫生领域的专家，展开有关氟的大讨论。考虑到氟能大幅降低患龋率，且我国大部分地区是低氟地区，最终专家形成共识，认为应继续推广含氟牙膏。③还有一个小插曲：国内媒体曾报道过"含氟牙膏有毒，在发达国家已下架"的消息，后经证实，是当时的比利时卫生部部长听取了其私人牙医的错误建议，未征求比利时牙科学会的意见，就擅自下达"含氟牙膏下架"的指示。好在这个消息在我国没有形成大的风波和不可挽回的影响。

张震康教授在道出推广含氟牙膏之路所经历的风风雨雨之后，表示他个人一直大力支持含氟牙膏的推广，也呼吁口腔医生们以促进含氟牙膏推广为己任。

三、"920全国爱牙日"走过的30年

（一）为何选在9月20日这一天？

据张震康教授介绍，爱牙日选定每年9月20日这一天也有一个小故事。当时有人建议将爱牙日定在"六一"儿童节，认为口腔健康应该"从娃娃抓起"。但是考虑到儿童节有太多的内容，爱牙日容易被忽视和淡化，爱牙日的倡导者陈敏章部长提出：9月1日通常是全国学校开学的日子，开学之初会很忙，大约两周以后老师同学

们都能"安顿"下来，这是开展口腔健康教育的好时机。于是就将 9 月 20 日定为每年的爱牙日。

（二）历届爱牙日主题

时至今日，"920 全国爱牙日"已走过了三十个年头，每一年都有不同的主题，而自始至终贯穿的，则是关注口腔健康、培养良好口腔卫生习惯的内涵。

1989 年：人人刷牙，早晚刷牙，正确刷牙！用保健牙刷和含氟牙膏刷牙

1990 年：爱牙健齿强身

1991 年：爱护牙齿从小做起

1992 年：爱护牙齿，从小做起，从我做起

1993 年：天天刷牙，定期检查

1994 年：健康的生活需要口腔卫生

1995 年：适量用氟，预防龋齿

1996 年：少吃含糖食品，有益口腔健康

1997 年：爱牙健齿强身，预防龋病。牙周疾病，健康的牙齿伴你一生

1998 年：健康的牙齿，美好的微笑

1999 年：老年人的口腔保健

2000 年：善待牙齿

2001 年：吸烟与口腔健康

2002 年：预防牙周疾病维护口腔健康

2003 年：有效刷牙预防牙周疾病

2004 年：口腔健康与生命质量

2005 年：关注孕妇口腔健康

2006 年：婴幼儿口腔保健

2007 年：面向西部，面向儿童

2008 年：中老年人口腔健康

2009 年：维护口腔健康，提高生命质量

2010 年：窝沟封闭，保护牙齿

2011 年：健康口腔，幸福家庭

2012 年：健康口腔，幸福家庭；关爱自己，保护牙周

2013 年：健康口腔，幸福家庭；关爱老人，修复失牙

2014 年：健康每一天，从爱牙开始

2015 年：定期口腔检查，远离口腔疾病

2016 年：口腔健康，全身健康

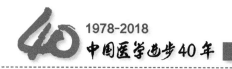
2017年：口腔健康，全身健康

（三）口腔健康全身健康

从2016年开始，全国爱牙日的主题设为"口腔健康，全身健康"，并且这个主题将连续几年进行宣传，旨在唤醒大众对口腔健康深刻的认知，也是唤醒整个医学界，不要仅仅关注自己的学科，而是要把人作为一个整体来看待。"健康中国2030"提出"三健"，第一健就是健康口腔。全国口腔卫生保健事业终于成为国家政府行为。60年来口腔老专家的追求终于梦想成真。

（作者：王蕤　审阅：张震康）

奠定中国乙肝防控基石

——1992 年新生儿乙肝疫苗接种策略吸引全球目光

我国曾为乙肝的高流行区。为控制乙肝,我国自 1992 年开始实施新生儿乙肝疫苗免疫策略,并于 2009—2011 年开展对 15 岁以下人群乙肝疫苗的查漏补种工作。时至今日,在我国政府和专家的共同努力下,我国乙肝防控取得显著成果,流调数据显示,一般人群乙肝表面抗原(HBsAg)流行率由 1992 年的 9.75% 降至 2006 年的 7.18%;5 岁以下儿童 HBsAg 流行率显著下降,已由 1992 年的 9.67% 降至 0.32%,下降 3.3 倍,约 8000 万儿童免受乙肝病毒(HBV)感染。2012 年,世界卫生组织(WHO)特别为我国颁发证书,证实我国达到 WHO 提出的 5 岁以下儿童慢性 HBV 感染流行率 <1% 的目标,表彰我国在防控儿童乙肝方面所取得的突出成就。

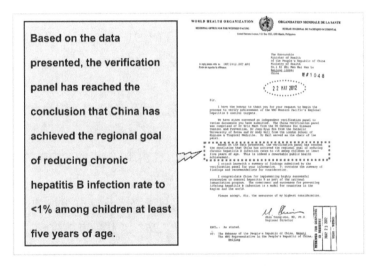

2012 年 WHO 颁发证书,证实我国达到 WHO 提出的 5 岁以下儿童慢性 HBV 感染流行率 <1% 的目标

一、1992 年,乙肝疫苗被纳入新生儿免疫规划

1992 年,我国首次采用灵敏的 RIA 检测试剂进行乙肝流调,结果显示,HBsAg(+)数量约为 1.2 亿,一般人群的 HBsAg(+)比例为 9.75%。也就是说,当时的每 10 个中国人就有 1 个 HBV 携带者。其中在幼儿期感染比例为 65%,围生期感染比例为 30%,青少年和成年期感染为 5%,主要传播途径是母婴传播、经血传播(不安全注

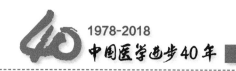

射）、性接触传播和家庭内密切接触传播。

我国 HBV 感染的严峻形势，特别是在幼儿期和围生期的高感染率，引起了政府和专家学者的高度重视。尽管我国在 1986 年批准了乙肝血源疫苗，但是根据 1979 年和 1992 年的流调结果，我们发现，儿童 HBsAg（+）比例几乎没有下降，这说明，当时疫苗覆盖率较低，并未很好地发挥作用。

北京大学医学部庄辉院士接受本报记者采访时说，当时的卫生部长陈敏章十分重视此事，在他的推动下，成立了原卫生部肝炎防治领导小组和病毒性肝炎专家咨询委员会，大力推动疫苗接种。在 1992 年，原卫生部将乙肝疫苗纳入儿童规划免疫管理，实施新生儿接种乙肝疫苗的免疫策略，由被接种者承担疫苗和注射费用（100~150元）。2000 年 6 月，我国肝病专家进一步向国务院建议将乙肝疫苗纳入国家免疫规划，2001 年被国务院采纳，2002 年 1 月 1 日乙肝疫苗纳入国家免疫规划，乙肝疫苗为免费，接种者仅承担 10 元注射费。在国家大力扶持和专家们的不懈努力下，我国乙肝疫苗 3 针覆盖率逐步从 30% 增至 95%，新生儿首针及时接种率从 24% 增至 91%。

在 20 世纪 80 年代初至 1992 年，我国还采取了献血员筛查，开展《六五》（1980—1985）、《七五》（1986—1990）、《八五》（1991—1995）攻关项目研究乙肝疫苗免疫策略，研发乙肝疫苗 [1986 乙肝血源疫苗、1992 重组乙型肝炎疫苗（CHO）] 和乙肝检测试剂等。

自 1992 年乙肝疫苗纳入免疫规划管理以来，我国乙肝相关疾病和经济负担明显下降：

1. 5 岁以下儿童 HBsAg 流行率显著下降，已由 1992 年的 9.67% 降至 2014 年的 0.32%，下降 3.3 倍，约 8000 万儿童免受 HBV 感染。

2. 乙肝病毒新感染率和急性乙肝发病率明显下降，北京市 2006 年急性乙肝发病率为 5.99/10 万，2012 年降至 1.63/10 万，下降 7.26%，上海市 2000 年乙肝报告发病率为 83.41/10 万，2014 年降至 7.11/10 万，下降 91.48%，处于历史最低水平。

3. 乙肝肝硬化及相关并发症和肝癌发病率显著下降，据 2018 年《柳叶刀》报告的数据估计，我国慢性乙肝病毒感染人数较 1992 年减少约 3400 万，肝硬化和肝癌死亡人数减少约 850 万例，减少的经济损失（直接医疗费、直接非医疗费和间接经济损失费）约为 10 362 亿元。

二、20 年后，中国乙肝疫苗应用成果堪称世界典范

2012 年 5 月，中国通过 WHO 西太平洋区验证，实现了其制定的在 2012 年将 5 岁以下儿童乙肝病毒表面抗原携带率控制在 2% 以下的目标。我国乙肝防控的成绩吸

引了全球目光。世界肝炎联盟主席戈尔（Charles Gore）以及澳大利亚、法国、新西兰、英国、新加坡、韩国、印度等十余个国家学者纷纷发来贺电。

维尔斯马（Wiersma）博士在《英国医学杂志》发表评论，表示英国要向中国学习病毒性肝炎防控的经验；英国疫苗和免疫专家霍尔（Andrew Hall）也大力赞扬中国乙肝病毒免疫计划，并指出，这一代中国人的肝癌发病率可能低于英国人。

对于我国取得的乙肝防控成绩，庄院士说，这与政府重视和肝病专家共同推动，将乙肝疫苗纳入免疫规划，新生儿免费接种乙肝疫苗密不可分。此外，也与实施儿童补种乙肝疫苗、加强免疫策略研究、将乙肝列入重大传染病专项、及时制定乙肝防治规划等措施相关。

三、中国乙肝预防策略

20 世纪 80 年代：献血员 HBsAg 筛查；

1985 年：国产乙肝血源疫苗上市；

1992 年：新生儿 HBV 疫苗接种（收费）；

1998 年：停产乙肝血源疫苗；

2002 年：乙肝疫苗纳入国家免疫规划；

2005 年：新生儿 HBV 疫苗接种（免费）应用一次性注射器；

2007 年：消除乙肝歧视：原卫生部、人力资源和社会保障部发文《关于维护乙肝表面抗原携带者就业权利的意见》；

2009 年：2009~2011 年 15 岁以下儿童 HBV 疫苗补种；

2010 年：孕妇 HBV 筛查，消除乙肝歧视：原卫生部、教育部、人力资源和社会保障部发文《关于进一步规范入学和就业体检项目，维护乙肝表面抗原携带者入学和就业权利的通知》；

2012 年：10μg 乙肝疫苗替代 5μg 疫苗；

2015 年：献血员 HBV DNA 筛查；

2017 年：HBsAg 阳性母亲新生儿免疫后血清学监测（PVST）试点。

四、2030 目标：全球消除乙肝和丙肝策略

2016 年，WHO 提出了 2030 年消除病毒性肝炎威胁的目标，并制定了具体目标：新发慢性乙肝和丙肝下降 90%，乙肝和丙肝相关死亡下降 65%。

WHO 还为实现 2030 年目标，出台了具体措施建议：新生儿乙肝疫苗接种 90%，

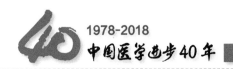
新生儿乙肝疫苗首针及时接种率90%；血液安全100%；安全注射100%；减少危害83%；乙肝和丙肝诊断均达90%；乙肝和丙肝治疗比例均达80%。

我国虽然在病毒性肝炎防治方面取得了举世瞩目的成就，但病毒性肝炎仍是一个严重公共卫生问题，全国慢性乙肝病毒感染者为8600万例，慢性乙肝患者约为2000余万例，其中740万例急需抗病毒治疗；慢性丙肝病毒感染者为976万例，其中250万例急需抗病毒治疗；每年新发甲型肝炎约为2万例，新发戊型肝炎约2万~3万例。因此，我国在2017年颁布了《中国病毒性肝炎防治规划（2017—2020年）》，努力达到WHO提出的全球消除病毒性肝炎策略的要求。

相信，在WHO、我国政府和肝病专家的带领下，我国将达到消除病毒性肝炎的目标，实现"健康中国2030"！

（作者：杨力实　审阅：庄辉）

消化系统酸相关疾病领域的巨大变革
——质子泵抑制剂进入中国

消化系统疾病是居民最为常见的疾病之一，其中，以消化性溃疡、胃食管反流等为代表的酸相关性良性消化系统疾病，因缺乏有效的治疗，曾给人们的生活带来了很大的困扰。而这一局面随着 1993 年全球首个质子泵抑制剂（PPI）在我国的上市而彻底改变。自此，我国酸相关性疾病的治疗进入了 PPI 时代，多年来困扰消化性溃疡患者的穿孔、狭窄、梗阻、出血等并发症大大减少，绝大多数患者不再需要外科治疗。

一、酸相关疾病一度成为患者的健康威胁

酸相关性疾病是指一类与酸攻击作用密切相关的上消化道疾病，包括消化不良、胃食管反流及消化性溃疡等，在我国主要是消化性溃疡。在 20 世纪 80 年代，我国对消化性溃疡等酸相关性疾病的治疗仍处于缺医少药的状态，当时诊断的手段主要是凭症状，"经常听到患者主诉'烧心'，就是火辣辣的难受，"中国工程院院士、第二军医大学附属长海医院消化内科主任李兆申教授谈道，"过去患者常需靠饮食进行调节，如给牛奶和小苏打以缓解症状。在临床治疗中可选择的治疗药物有限，可用的药都是中和胃酸的药，疗效维持时间很短，一不吃药患者症状非常容易复发。"即使是特异性抑酸药 H2 受体阻滞剂（H2RA）的上市也并没有给酸相关性疾病的治疗带来根本性改变，其疗效不甚理想。

正是由于缺乏有效的治疗，消化性溃疡的患者无法得到根本性治疗，胃溃疡等酸相关性疾病的治愈率很低，给患者的健康带来了很大威胁。除烧心、反酸等一般临床症状反复出现外，患者还会出现消化道反复出血。有些患者因治疗不理想而导致胃、十二指肠穿孔，需手术修补，甚至有患者因长期溃疡而发生癌变，需要进行胃大部切除。

二、一次"出国开会"引来了 PPI

酸相关疾病治疗的严峻形势在北京协和医院消化内科陈寿坡教授的一次出国开会后得到了根本性的改变，陈教授也因为奥美拉唑引入中国做出的贡献被称为"洛赛克之父"。

20 世纪 80 年代初即有中国的临床医生去国外参加国际会议，在消化系统疾病领

域，美国的消化疾病周（DDW）是比较有名的国际盛会，也正是在这一会议上，陈寿坡教授听到了有关PPI的报告。对于自己第一次听到奥美拉唑这个药物时的画面，现今90岁高龄的陈寿坡教授仍历历在目，甚至都能回忆起当时的一些细节："我八十年代初到美国参加DDW，在大会上我听到有人在报告，因为PPI在当时是个很时髦的药，所以我当时就很注意听。他们的报告说，奥美拉唑治疗跟胃酸相关的疾病效果非常好，特别是消化性溃疡中的十二指肠溃疡，当时给我的印象特别深。"陈寿坡教授开完会回来后到医院药房询问，发现大家都没有听说过奥美拉唑这个药。随后，陈寿坡教授接触到了北京的一个专门经销新药的公司，在了解到他们也没有关注过奥美拉唑后，陈教授直接跟这一公司建言："你们公司是做新药的，既然我在美国的国际会上听到有这么一个药，治疗消化性溃疡的效果非常好，你们能不能考虑引进这个新药。"

说到此时，陈寿坡脸上露出了浅浅的笑容，他直言道："可以自豪地说，是我把PPI引到中国来的。"几个月后，陈寿坡教授就接到了这个公司的电话，他们说已经接触到了奥美拉唑的瑞典代理商。后来，瑞典的代理商来到了北京，并与陈寿坡教授进行了会面。"他们说在中国经销奥美拉唑，得先在原卫生部注册，同时还需要个中国名字，他就问'陈大夫，您能不能帮忙给起个中国名字？'"那次会面的情景仿佛又浮现在陈寿坡教授眼前，"那咱易嘛，你既然有英文名字'losec'，我把你的英文发音变成中文，就叫'洛赛克'，发音听起来（与英文）接近，听起来、看起来都还不错。"

也就是这样，奥美拉唑在中国成功注册并应用于临床，使中国广大的酸相关性疾病的治疗得到了翻天覆地的变化。

三、伴随PPI而来的抑酸治疗新纪元

1993年，应是消化疾病领域老一辈临床专家印象深刻的一年，也就是在这一年，第一代PPI奥美拉唑正式在我国上市。这一药物使得我国消化道溃疡和消化道出血的治疗效果得到了显著改善，4周溃疡愈合率达90%，手术治疗率直线下降。李兆申院士至今回忆起来仍感慨万千："25年前，第一个PPI产品奥美拉唑进入中国，使我国消化道溃疡和消化道出血的治疗发生了划时代的变革。"

李兆申院士指出，治疗溃疡性疾病，最根本的是要抑制胃酸。而PPI从源头上抑制了胃酸的分泌，其作用于胃壁细胞胃酸分泌终末步骤中的关键酶 H^+-K^+-ATP酶，使其不可逆性失活，从而抑制胃酸分泌，抑酸作用强而持久。PPI通过强效抑制胃酸分泌，降低胃酸浓度，减轻其对黏膜的刺激，这极为有效地避免了反复溃疡和出血的发生，胃溃疡、胃食管反流等良性消化道疾病的治疗效果发生了很大改观，不仅降低了

癌变的可能性，有效减少外科手术，同时也使患者死亡率也有所下降。

另外，随着幽门螺杆菌（*Hp*）在消化性溃疡及其复发中的重要作用被发现，而 PPI 联合抗生素可显著提高 *Hp* 根除率，有效减少溃疡复发。这又成为消化疾病领域的又一重大改变。李兆申院士介绍，*Hp* 感染可能会导致慢性胃炎，甚至引起癌变，通过 PPI 联合抗生素可杀灭 *Hp*，不但可使溃疡病不再复发，还能预防胃癌的发生。

可以说，奥美拉唑的上市为酸相关性疾病的治疗打开了一个新的纪元。

（作者：张二娟）

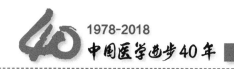

让刀尖在跳动的心脏上"起舞"

——从我国首例不停跳 CABG 说起

近四十年来，我国冠脉外科事业逐渐发展壮大，多项技术发展迅速，其中与冠状动脉旁路移植术（CABG，俗称搭桥手术）相关的几项技术进步可谓具有划时代的意义。从跟跑到领跑，我国冠脉外科从无到有、从举步维艰到高歌猛进，成绩非凡。心尖上的"舞蹈"，从我国首例不停跳 CABG 说起。

一、我国冠脉外科的"白手起家"之路

1974 年 11 月，中国医学科学院阜外医院郭加强教授在国内完成首例 CABG，这一里程碑事件成为我国冠脉外科的开端。"CABG 引入我国后，一度发展非常缓慢。截至 80 年代末，全国完成手术量不足 200 例，多数手术耗时达七八个小时甚至更长，这在今天是很难想象的。"中国工程院院士、中国医学科学院阜外医院院长胡盛寿教授回忆道，"但与此同时，随着改革开放的不断推进，我国经济崛起，人民生活方式改变，心血管疾病发病率逐年攀升，相关治疗手段确实亟待提升。"谈及当年举步维艰的局面，胡院士仍唏嘘不已。

回忆起那个"热火朝天"的年代，胡院士说道："针对日益尖锐的供需矛盾，我国政府组织开展了一系列大型国家科技攻关计划。众多医院在国家'七五''八五'科技攻关期间多学科协同作战，力图突破 CABG 的技术壁垒。"与此同时，包括胡院士在内的一批心脏外科专家从海外学成归来，带回了国外的宝贵经验和先进理念，为我国冠脉外科注入了新鲜血液。在多方努力下，我国冠脉外科手术量不断增长，死亡率逐年下降。以中国医学科学院阜外医院为例，截至 1999 年末，全院 CABG 年手术量达 500 余例，死亡率控制在 2% 以下。在全国范围内，CABG 也已不再是某几家医院的"特色医疗"，而是逐步呈现出遍地开花的态势。

但随着治疗的普及，传统 CABG 也面临着冲击，如何避免"丑陋"的切口影响美观、消除患者对手术的恐惧等显得至关重要起来。"在当时，如何在确保手术质量的基础上减少手术创伤，成为我国心外科医师必须思考的课题。"胡院士说道。

二、面对困难，一定要啃下这块"硬骨头"

"总体来说，CABG 可以分为两大类，即心脏停跳、体外循环辅助下的术式，以及心脏不停跳状态下、在跳动的心脏上完成操作的术式。"胡院士进一步介绍道，"不停跳状态下的 CABG 是微创冠脉外科的基础，但在当时的技术条件下，操作难度极大。"胡院士举了一个形象生动的例子："在跳动的心脏上进行精细的血管吻合就好比'打活靶'，稍有不慎即会导致手术失败。此外，术中搬动心脏会引起心脏排血量减低，从而影响循环，因此术者与麻醉医生的配合至关重要。完成这样的手术需要整个手术团队掌握娴熟的技术以及对手术进程的综合把控能力。"

面对这样的难题，当时从澳大利亚学成归来的胡院士决定啃下这块"硬骨头"！他带领手术团队会同麻醉组、体外循环组、重症监护室等多个科室反复推敲手术方案，从手术技术到术中、术后管理，细微到各个技术环节都要一一落实。

提起最初的不停跳搭桥手术，胡院士回忆道："当时条件很差，缺乏相应的辅助固定器械，我用食堂的叉子自制了一个局部固定装置，在手术过程中与麻醉医生紧密合作，通过减慢心率，控制心脏跳动幅度，才能让局部视野相对固定，为进行搭桥吻合操作创造了条件"。

凭借着艰苦卓绝的奋斗精神，胡院士领导外科团队终于在 1996 年 4 月成功完成了我国第一例心脏不停跳状态下的 CABG。在谈到手术方式的选择时，胡院士客观地解释道："当初之所以选择这个术式，是因为考虑到患者是单支病变，且心功能不全，采用体外循环辅助手术对患者创伤太大。现在回过头来看，其实是体现了微创心脏外科技术发展的一个基本驱动要素，即为了减少患者的创伤，提高手术安全性，让患者恢复得更快。"

首例不停跳 CABG 获得成功之后，胡院士带领团队从单支病变积累经验，再尝试应用到多支病变上，使不停跳搭桥技术得以推广。此后，不停跳搭桥技术为推动我国微创冠脉外科发展立下

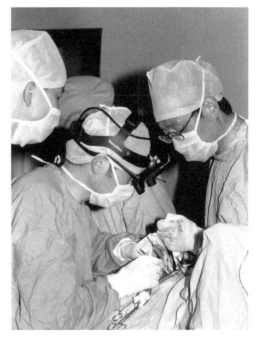

胡盛寿院士（中）开展国内首例心脏不停跳状态下的冠状动脉搭桥手术

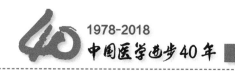
"汗马功劳",影响深远。

三、剧情"反转":看似自相矛盾,实则医者仁心

2010年,《循环》(Circulation)杂志上发表的一篇文章引起了国内外学术界的广泛关注,文章指出,尽管停跳和不停跳搭桥手术的近期疗效相当,但不停跳搭桥的远期不良心血管病事件发生率显著高于停跳搭桥。文章建议,对不停跳搭桥技术的选择应该采取审慎态度,选择合适的适应证,患者才能从该术式中真正获益。文章一经发表即在相关学术界引发了广泛讨论,《路透社》科技版特别对该文章进行了专访报道。

值得一提的是,该研究的作者正是当年率先在国内开展不停跳搭桥技术的胡盛寿院士。起初为减少患者的创伤而倡导该手术,而后因遵循循证医学证据再质疑该手术,看起来自相矛盾的行为,都是要为患者选择一个更安全、疗效更好,同时创伤更小、恢复更快的治疗方式。"不泛用、不滥用,这项技术才能健康发展。"胡院士最后坚定地说道。

改革开放以来我国胸心外科发展历史回眸:

1978年,上海瑞金医院张世泽教授完成我国首例心脏移植术。

1982年,首都医科大学附属北京安贞医院孙衍庆教授完成我国首例主动脉夹层动脉瘤根治手术。

1987年,中国医学科学院阜外医院郭加强教授完成我国第一例大动脉转位动脉调转术。

1994年,首都医科大学附属北京友谊医院王天佑教授完成我国首例动力性心肌成形术(包心术)。

1996年,中国医学科学院阜外医院胡盛寿教授完成我国首例心脏不停跳状态下的CABG。

1999年,中国医学科学院阜外医院胡盛寿教授与高润霖教授共同完成国内首例杂交冠状动脉血运重建术。

2007年,解放军总医院高长青教授实施了国内首例全机器人不开胸心脏手术。

2007年,中国医学科学院阜外医院建立亚太地区首个复合手术室,并开始实施"一站式"杂交技术治疗复杂冠脉病变。

2009年,原卫生部委托中华医学会胸心血管外科学分会组织专家编写的《临床技术操作规范·胸外科学分册》正式出版。

2016年，中华医学会胸心血管外科学分会主任委员、广东省人民医院庄建教授成功开展全国首例胎儿心脏病宫内介入治疗手术。

2017年，中国医学科学院阜外医院胡盛寿教授实施了国内首例第三代全磁悬浮人工心脏植入术。

（作者：袁昕　吴岳　潘慧敏　审阅：胡盛寿）

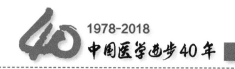

从 1% 测序到全球领跑
——中国基因组"梦之队"的远航

1990 年，"人类基因组计划（HGP）"在美国启动，旨在测定人类染色体核苷酸序列、绘制基因组图谱，最终解读破译遗传信息。1999 年 7 月 8 日，中国加入国际 HGP 协作组，成为继美、英、日、德、法之后第六个成员国。2000 年，人类基因组草图绘制完成。以杨焕明、汪建、刘斯奇、于军为核心的中国方面 1% 人类基因组序列测定团队在短短一年内将中国基因组学带向世界。

一、"梦之队"启程

1998 年 9 月，中国科学院遗传研究所人类基因组中心（以下简称中心）成立后的第二个月，年轻的毕业生李京湘走进北京一幢二层小楼报到入职，从此正式参与到 HGP 项目中。

当时中科院遗传研究所（以下简称遗传所）的主流攻关方向是作物相关重大科学问题基础研究。"我当时想做不一样的方向。"李京湘说。很快他找到了感兴趣的新方向：有一位实验室负责人正致力于利用基因组手段研究人类遗传学问题。他就是现任中国科学院院士杨焕明。

杨焕明是应老朋友汪建之邀二次回国一起从事人类基因组事业的。汪建曾先后在美国德州大学、爱荷华大学、华盛顿大学做博士后研究，1994 年回国创业。同时期回国"探亲"的还有时任美国西雅图华盛顿大学基因组中心实验室主任于军，他正在试图将基因研究的思路和技术"播种"在国内。1997 年，志同道合的杨焕明、汪建、于军等人正式开始筹备人类基因组的新事业。

这一事业得到时任遗传所所长的陈受益教授的大力支持。在汪建的引荐下，杨焕明正式加入遗传所。1998 年 8 月，人类基因组中心正式在遗传所成立。杨焕明担任中心主任，汪建担任执行副主任。中心初期只有 6、7 个人，这便是 HGP 项目中国方面的团队雏形。

三人分工互补：汪建负责在国内启动的相关工作；于军的老板 Maynard V. Olson 是 HGP 的主要发起者之一；杨焕明博士毕业于丹麦哥本哈根大学，在欧洲和美国都有不错的经历，担任过医科院的教授。毫无疑问，这是一支"梦之队"。

二、借条和泉生热袍菌

中国希望正式加入 HGP 项目。对此，包括当时 HGP 的一把手、现任美国国立卫生研究院（NIH）院长 Francis Collins 在内的国际同道均表示支持和欢迎，但前提是：中国必须证明自己有承担项目工作的实力。

"有足够完成 1% 测序的经费、相应数量的测序仪、足够的实验人员，就证明你有加入的基本能力。"李京湘解释道。

万事开头难。仅是买测序仪的经费就几乎难倒了科学家们。汪建、杨焕明等人只得拿出积蓄并四方筹款，奈何钱款依然不够。于是 1999 年上半年，遗传所向全体员工发起借款。"当时我加入中心半年，月工资是 500 块钱，工资还在卡里没有动，正好都借出来了。"李京湘说像他这样借款给中心的员工还有几十个人；作为凭据，中心给他们写了借条，其中一些作为历史见证被保留下来。

涓涓细流汇聚成海，中心最终买下了 2 台测序仪，安置在办公楼一层，由李京湘负责。测序的大幕自此拉开。中心科学家们首先要快马加鞭地完成泉生热袍菌测序。

这次微生物全基因组测序是遗传所与中科院微生物所及生物物理所的合作项目。人类基因组有 30 亿个碱基对，而微生物只有 100 万 ~300 万个碱基对。如果能完成对它的全基因组测序，不仅会成为中国首次完成的小物种全基因测序，而且对人类基因组测序也是很好的练兵。

项目于 1999 年发起，全程参与的李京湘回忆此间诸多不易，深有感触。他说，一方面是测序通量高，更主要的方面是当时国内缺乏具备实验、信息处理、精细图制作等技术的人才。泉生热袍菌测序结果直到 2002 年才完成发表，比 HGP 项目结束得还晚，可见其难度之大。

另一边，于军就职的西雅图华盛顿大学基因组中心也将一小部分载有人类基因组的细菌人工染色体（BAC）慷慨提供给中国方面尝试测序。该中心是整个 HGP 的发起单位之一，也是很多关键技术的研发源头。

"我们将 BAC 测序结果和泉生热袍菌的数据共同提交给 HGP 项目组，证明中国不仅已经有一支队伍，有测序仪，还有完成 1% 测序任务的能力。"李京湘说。

三、沙场秋点兵，将"世界的"变成"中国的"

高难度练就高水准，年轻的团队获得了国际认可。中国科学家走上 1% 人类基因组测序的"战场"，带回的除了成绩，更有全球合作的宝贵经验。

国际需要中国，中国也需要国际帮助建立与之接轨的技术体系。李京湘这样评价这次合作："过程中我们得到了很多协助，大型中心会给我们共享包括数据处理方法在内的许多资源，以确保我们做的 1% 能和那 99% 结合在一起、数据标准能达到那 99% 的要求。这对于我们来讲是很不错的机会。"

当时整个国际项目组不仅面临进度落后的压力，还面对巨大的舆论打击：J. Craig Venter 博士率领的塞莱拉公司突然发起挑战，声称只需 1~2 年、1 亿 ~3 亿美金就能赶在 HGP 项目组前完成人类基因组测序。为应对竞争，HGP 项目组空前团结。加上于军实验室提供的技术支持，我国团队在紧密的国际合作中获益良多。

紧盯对手、赶超进度，紧张节奏中时间飞逝。2000 年，HGP 计划迎来里程碑事件：人类基因组草图完成。HGP 项目组和 Venter 团队分别在《自然》（Nature）杂志和《科学》（Science）杂志上发表文章。美国召开新闻发布会，向全球宣布草图完成，并向美、英、法、日、德、中六国科学家表达感谢。这个消息振奋了国际社会，国内也掀起了基因组热潮，人们终于惊讶地发现参与者里竟然有中国，纷纷好奇地问："HGP 的中国科学家在哪儿？"

这支曾在二层小楼中低调地描绘人类基因组图谱的"梦之队"终于带着硕果扬帆起航，划破时代巨浪，首次挺进公众视线。

四、后 HGP 时代的"新组学人"

2000 年是"1%"的结束，更是中国基因组学新篇章的开始。依托 HGP 项目锤炼出的精悍团队，"梦之队"继续聚焦在中国基因组学事业上，耕耘包括基因组、代谢组、蛋白组、表型组等多个组学细分领域，在 2000—2006 年间测绘了水稻基因组、SARS 基因组、家蚕基因组等，参与了国际人类单体型基因组的 10% 测绘（3 号染色体）和海啸遇难者 DNA 检测等重要项目。

基因组应用于临床的趋势已经非常明朗。中国基因组学从业者还在前瞻性地探索更多可能。HGP 项目留给科研人的宝贵财富是有 1% 的可能性就绝不放弃的信念，是敢为人先的魄力和创造力。HGP 这段过往，不仅是中国基因组学耀眼的起点，更像是照亮未来的灯，让更多有志于基因组事业的青年人看到中国将走向何方。中国基因组学，未来可期。

（作者：丁雨竹　审阅：李京湘　侯勇）

我国全科医师规范化培训，开端在这里

——记中国全科医师的发展和培养项目

实施全科医师规范化培训制度，是建立全科医学教育体系的核心，是培养全科医师、提高我国社区卫生服务工作水平的重要措施和主要途径，也是完善我国毕业后医学教育的重要组成部分。

2000年，上海中山医院全科医学科获得美国中华医学基金会（CMB）的资助，开展了"中国全科医师的发展和培养"项目，旨在为中国免费培养200名医学院大学本科毕业后经4年毕业后教育的全科医生。这是中国全科医学教育首次获得国际高级别基金的资助。当时所制定的培训目标、培训大纲、教学内容和考核方式等为以后上海市和全国开展全科医师培训奠定了基础，这也是全国最早开始的全科医师规范化培训。

一、我国全科医师培训由此正式启动

2000年，祝墡珠教授由一名优秀的重症监护室（ICU）医生，转行全科，担任上海中山医院全科医学科主任，她给科室带来了第一项，也是当时最重要的一项科研经费——CMB资助的中国全科医生培养计划。由杨秉辉院长牵头、祝墡珠起草，从多份标书中脱颖而出的这份标书，是当时对全科还一无所知的祝墡珠在办公室睡了好多天沙发后才精心完成的，资助额度为51万美元，旨在为中国免费培养200名医学院大学本科毕业后经4年毕业后教育的全科医生，即"规培"。全科医生培训由此正式启动。

二、找生源还得"走后门"，她接住了这个"烫手山芋"

因为不了解职业前景，学生培训完毕回当地从事什么工作也不清楚，且当时政府尚未将其纳入培训计划，生源成了项目遇到的第一个拦路虎。

祝墡珠充分利用她的一些社会身份，"走后门"争取生源。第一批CMB项目培训的学生就是她在北京参会期间"化缘"来的。她在会上遇到了当时的云南省卫生厅副厅长，一把拉住对方："我给你们培养全科医生吧，我们免费。"然而，即使是免收学费、书本费，首批招生在全国也只招到19名学员，上课的教室破得"就像公社卫生院"。

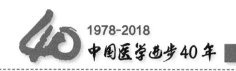
回忆起当初的窘境，祝墡珠笑着说："杨院长当时找我写 CMB 的标书，是搞'诱敌深入'，给了我一个烫手山芋。"

之后的几年，生源仍是主要的问题。有人提出，"招不到本科生就招大专生吧"；也有过半玩笑的建议，"这么难，把钱退还给美国人算了"。但祝墡珠说："钱可以退，可面子也就退掉了。"当时上海市卫生局局长刘俊给予了祝墡珠鼎力支持，经研究，将上海市医科大学生毕业后培训纳入 CMB 计划，这是最早一批接受 CMB 全科培训的沪籍本科生。

三、全科医师规范化培训逐步进入正轨

2004 年原上海市卫生局把全科医师规范化培养项目列入《上海市社区全科医师培养三年行动计划（2004—2007）》，要求各社区卫生服务中心新进入的大学毕业生到中山医院参加全科医师规范化培养 3 年。2006 年起采用"社会化管理"的模式进行全科医师规范化培养。这正是上海住院医师培训最早的雏形。2010 年起，上海将全科医师培训纳入全市住院医师规范化培训计划统筹考虑。

截至 2011 年，共有 201 名学员完成 CMB 全科培训，获得毕业证书。大多数完成培训的医生都担任与初级医疗相关的重要职位。正如祝墡珠教授所说："我这里像孵化器一样，把全科医生规范地培养好后再把他们送进社区，慢慢地这些医生就是社区的老师了，可以带新的全科医生了。"

四、全科之行，始于足下：中国全科医学发展回顾与展望

1988 年，首都医科大学引进全科医学。

1989 年，首都医科大学全科医师培训中心成立。北京第一家全科医学诊所朝阳门医院社区站成立。11 月，北京第一届国际全科医学学术会议召开。

1993 年，中华医学会全科医学分会成立，标志着全科医学作为一个独立的学科在中国得到了认可。

1994 年，全国首家集医、教、研于一体的三级医院全科医学科在上海中山医院创立。

1995 年，首都医科大学与北京市丰台区卫生局合作开展社区卫生服务模式试点——方庄社区综合健康示范工程。

1997 年，国务院《关于卫生改革与发展的决定》提出积极发展社区卫生服务；首次提出加快发展全科医学，培养全科医生。

2000 年，"卫生部全科医学培训中心"成立。

2010 年，六部委联合印发《以全科医生为重点的基层医疗卫生队伍建设规划》。"卫生部全科医学培训中心"编写了《全科医师规范化培训大纲》等教材。

2011 年，《国务院关于建立全科医生制度的指导意见》正式发布。北京大学医学部全科医学系成立。

2012—2013 年，《全科医生规范化培养标准（试行）》等国家标准陆续制定印发，指导各地严格、规范地开展全科医生培训工作。

2015 年，国务院办公厅印发《关于推进分级诊疗制度建设的指导意见》。

2016 年，原国务院医改办印发《关于推进家庭医生签约服务指导意见的通知》。

2017 年，原国家卫生计生委、原国务院医改办联合印发《关于做实做好 2017 年家庭医生签约服务工作的通知》。党的十九大报告明确要求加强基层医疗卫生服务体系和全科医生队伍建设。

2018 年，国务院办公厅印发《关于改革完善全科医生培养与使用激励机制的意见》。国家卫生健康委员会办公厅发布《关于做好 2018 年家庭医生签约服务工作的通知》。

（作者：扈妍 审阅：祝墡珠 文中部分素材提供：潘志刚）

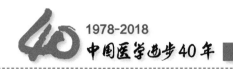
"人人有供者"理想照进现实
——享誉国际的白血病治疗"北京方案"

骨髓移植是白血病治疗的重要手段，然而，受供体缺乏所限，真正有机会接受骨髓移植的患者比例并不高。北京大学血液病研究所黄晓军教授领衔的研究团队经过十几年的潜心钻研，逐渐发展完善形成了一套基于半相合移植理论的"北京方案"体系，不仅得到了国内国际同行的认可，更为广大恶性血液病患者带来无限生机。

一、供体缺乏难题，让单倍型移植势在必行

白血病是严重危害人类健康的疾病，目前，仅急性早幼粒细胞白血病（APL）在我国学者王振义、陈竺、陈赛娟院士等长达数十年的钻研和改进下被宣告攻克，其他大部分类型的成人白血病仍然需要通过造血干细胞移植（HSCT）才能达到较好的疗效。

HSCT 是指将骨髓、外周血、脐带血等来源的多能造血干细胞注入到人体内，包括自体移植、同源移植（同卵双生）和异基因移植（其他供体）。传统移植技术要求供受者的人类白细胞抗原（HLA）配型必须相合，否则移植后移植物抗宿主病（GVHD）的发生率极高，严重影响移植效果和患者生存。然而，同胞相合者（兄弟姐妹）的概率仅有约 25%，而从无关人群中寻找完全匹配者的概率就更低了，只有 1/10万 ~1/5 万。

为了解决供体缺乏的世界性难题，美国学者在 20 世纪 80 年代末提出了 HLA 半相合移植方案，即以患者父母或子女及其他两代以内亲属作为供者进行半相合的单倍型移植，但是单倍型移植面临的最大障碍是——造血干细胞中的 T 淋巴细胞不仅能抗肿瘤、抗感染，也能对抗机体正常细胞，导致 GVHD 的发生。国外学者最初探索了体外去 T 淋巴细胞技术，但效果不尽人意，单倍型移植未能得以在大范围内推广。

二、从 0 到 N，"北京方案"构建了单倍型移植的中国体系

20 世纪 90 年代，北京大学血液病研究所黄晓军教授受文献启发，粒细胞集落刺激因子（G-CSF）可以改变 T 细胞功能，能否利用这一特性在不去除 T 细胞的情况下完成单倍型移植呢？为了验证这一设想，黄晓军教授团队进行了无数次的体外和动物实验，他们采用 G-CSF 和抗胸腺球蛋白（ATG）来实现在前期对 T 细胞功能的抑制，

并于 2000 年完成了第一例 G-CSF 动员、单倍型相合的外周血移植，取得了成功。此后，在此基础上进一步拓展，将外周血和骨髓混合移植。至 2003 年，他们陆续完成了累计 50 多例单倍型移植。黄晓军教授认为，这些在当时看来是"不按套路出牌"的举动，构成了今天"北京方案"的基础。

在十几年的研究探索中，他们创造了多个"第一"：第一次完成非去 T 方案的半相合移植；第一次使用 G-CSF 和 ATG 诱导免疫耐受进行骨髓加外周血半相合移植；第一次提出基于 GVHD 危险度分层对高危人群预防性应用激素；首次阐明了 G-CSF 诱导免疫耐受的机制；第一次将该方案由肿瘤推向非肿瘤，在再生障碍性贫血等疾病中证明疗效；第一次发现并证明以供受者年龄、性别、血型相合为核心的积分体系而非经典的 HLA 决定移植预后，颠覆了传统的认识……持续的创新和事实证据，让认可、接受"非去 T 细胞单倍型移植"的圈子越来越大，从骨髓移植圈到血液圈，再到更大的学术圈，中国约 98% 的白血病患者都使用他们的方案移植。2016 年，世界骨髓移植协会在《单倍型相合造血干细胞移植：比较亚洲、欧盟和美国的全球概述》一文中写道："对于无配型适合供者的患者而言，'北京方案（Beijing Protocol）'是一种可靠的治疗策略。……近年来，'北京方案'在许多方面（适应证、预处理、技术、GVHD防治、感染防治等）都取得了很大的进展，形成了一个完整的单倍型造血干细胞移植体系。"

黄晓军教授在一次接受记者采访时提到，"有人问我'北京方案'是什么意思？我说，第一，是老外叫的这个名字；第二，它不是一个方案，而是一个系统，是原创的临床治疗体系，符合现在所说的原始创新、体系创新，是一个技术集合群。它解决了造血干细胞移植供者来源缺乏的问题，尤其在中国，独生子女普遍没有供者。尽管中国也按照国外的思路建立了骨髓库，但只能满足 10%~20% 的需求，仍然解决不了供者来源问题。这个技术让 almost everybody（几乎每个人）都有供者，这个意义就出来了。"

黄晓军教授形象地描述："为什么说体系创新重要？如果一次只冒一个泡，你的声音很快就会被掩盖，只有持续地冒泡，才能让你的声音维持下去。"

三、我国 APL 治疗发展历程

70 年代初，哈尔滨医科大学药剂师韩太云研制出"713 注射液"和"癌灵一号"复方（含砒霜和轻粉汞剂）治疗白血病，哈尔滨医科大学张亭栋、孙鸿德、张鹏等先后观察发现"癌灵一号"在 APL 效果最好，并指出有效成分为三氧化二砷。

1985 年，上海瑞金医院王振义院士采用全反式维甲酸治疗 APL，使约 90% 的患

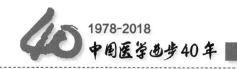

者能够得到缓解，降低了早期死亡率。

80年代末，上海瑞金医院在维甲酸基础上增加化疗，使疾病根治率达到70%以上。

1994年，上海瑞金医院陈竺、陈赛娟研究员等用三氧化二砷成功治疗全反式维甲酸耐药复发的APL患者，并发现砷剂诱导白血病细胞分化和凋亡的双重药理学机制。

2002年，上海瑞金医院开始将三氧化二砷与全反式维甲酸联合应用于APL患者，临床完全缓解率和总生存率均达到90%以上，研究结果发表后被国际上称为"上海方案"。

2004年，全国多中心研究证实了"上海方案"治疗APL的长期有效性，自此，APL被认为是"可治愈"的白血病，对其治疗的研究探索主要集中于"简化"治疗的可行性。

2007—2012年，北京大学血液病研究所联合国内七大血液中心开展的临床研究中，将静脉注射砷剂改为口服给药，结果显示口服砷剂与静脉砷剂疗效相当。2013年，维甲酸联合静脉亚砷酸成为美国国立综合癌症网络（NCCN）指南及欧洲指南推荐的APL标准治疗方案，也是国际公认的一线治疗的最佳方案，去掉传统方案中的化疗，根治率达到98%左右。

2013年，北京大学血液病研究所提出"不化疗、不输液、仅用两种口服药物治疗APL"的模式，小样本探索性研究发现20例初诊APL患者均达到完全缓解，平均生存期约4年，且无患者复发。

2014—2017年，北京大学血液病研究所对口服砷剂和维甲酸治疗的"家庭治疗新模式"扩大样本研究，发现两种口服药物非劣效于传统静脉给药。

（作者：黄蕾蕾　审阅：黄晓军　王月英）

回顾历史，把握未来
——从首例颅内支架成形术看我国缺血性卒中治疗发展历程

改革开放以来，特别是近 10 年来，我国卒中的发病率、患病率呈现爆发式增长的态势，2014 年，40 岁及以上人群的卒中患病率达到 2.06%。我国卒中患者 70% 以上为缺血性卒中，缺血性卒中发病率的增长趋势与卒中整体趋势相当，而出血性卒中的发病率则呈逐渐降低的趋势。

全球疾病负担（GBD）2015 数据显示，我国缺血性卒中和出血性卒中的年龄标化死亡率分别下降 20.2% 和 21.9%。我国卒中整体死亡率呈现下降趋势可能与医疗水平的不断提升有关。截至 2018 年 3 月，全国高级卒中中心（含建设单位）入院至溶栓时间（DNT）中位数已缩短至 55 分钟。

对于急性缺血性卒中的治疗，静脉溶栓曾是唯一有效的治疗方式，但它同时存在时间窗窄、再通率低于 50%、大血管闭塞对溶栓药物反应不佳等缺陷。千禧年来临之时，血管内治疗的出现给神经科医生带来另一个攻克疾病难题的"利器"，自此缺血性卒中的治疗步入全新时代。

然而，血管内治疗在中国的开展也经历了若干波折，站在改革开放 40 年这一时间节点回望过去，众多专家前辈对缺血性卒中血管内治疗进行了艰辛的探索，我国卒中防治取得的成果实属来之不易。现任中国卒中学会神经介入分会主任委员的缪中荣教授正是第一例颅内支架成形术的术者，借由他的视角或可带我们重温那令人激动的开创时刻……

一、首例颅内支架成形术——拉开缺血性卒中介入治疗序幕

（一）首例颅内支架成形术的初步探索：虽不完美但仍激动人心

2002 年，病房里传来好消息——一位反复发作的短暂性脑缺血发作（TIA）患者术后清醒过来，右侧肢体可以活动。

这位女性患者 43 岁，以发作性左侧上肢无力入院，数字减影血管造影（DSA）显示右侧大脑中动脉 M1 段均匀狭窄，M1~M2 交界处狭窄超过 90%。患者脑缺血症状反复发作，成形术是当时最适合的治疗方式。然而，当时世界范围内颈动脉支架术刚刚起步，虽然积累了一些成功经验，但由于颅内开展手术伴随的高风险，还鲜有人尝试，成功经验匮乏。之前邀请知名外籍专家做过类似手术并未取得成功，并且可用于颅内的导管支架器材也很有限。

缪中荣教授介绍道，当时患者采用全身麻醉，运用单导丝技术进行手术。0.014导丝微导丝到位后，选择 2.5mm×8mm 冠脉球囊扩张支架，支架到位未释放前，造影显示血管破裂。我们立即释放支架，并使支架内球囊保持原位，即刻造影显示仍然有出血。当时情形下，我们马上充盈球囊，封闭血管，转手术室行开颅手术。术中夹闭 M1 近端并严格止血。术后 6 小时，患者终于麻醉清醒，查体显示无明显神经功能障碍。

缪中荣教授回忆，当时听到这一消息，他和李慎茂教授抱头痛哭，激动不已。面对这从零到一的突破，他谨慎反思：当时这例患者适应证把握得不够好，患者 M1 段均匀狭窄，但是 M1~M2 交界处迂曲且成角，可能是支架直接穿破血管导致了破裂出血。直到今天，在各类会议中，也经常把这个病例和大家分享。过去经验欠缺，现在更希望大家重视对患者进行术前风险评估，筛选真正符合适应证的患者。

（二）由寒冬到暖春：一波三折的新技术发展之路

16 年前，完成一例简单的成形术要 3 小时，而现在，技巧熟练的医生仅需 6 分钟。由于亚洲人群颅内动脉狭窄较国外高发，我国每年接受颅内支架术的患者数量远高于国外。然而，2011 年 SAMMPRISE 研究结果提示，对于颅内动脉狭窄患者，积极药物治疗优于颅内支架置入。

一些学者虽然对支架选择、术者经验等方面提出质疑，但研究结果确实产生了极大负面影响。紧接着，2013 年 MRRESCUE 等三大研究均宣告失败，证实静脉溶栓后行血管内介入治疗与单纯静脉溶栓治疗相比，并未使中重度急性缺血性卒中患者获益，血管内治疗随之进入"寒冬"。

转机出现在 2015 年前后，MRCLEAN、ESCAPE、EXTEND-IA、SWIFTPRIME 及 REVASCAT 五大随机对照研究相继发表，提示对于急性前循环大血管闭塞卒中患者，6 小时内支架取栓明显获益，预示着血管内治疗步入了全新的 2.0 时代，国内外指南随之改写。缺血性卒中血管内治疗在经历了短暂的低潮后终于迎来"暖春"！

二、把握机遇——迎接缺血性卒中治疗的 2.0 时代

血管内治疗为缺血性卒中带来新的手段，要把握这一难得的历史机遇，未来主要应注重两点：第一，加强神经科医生的规范化培训；第二，加强公众教育，提高公众对卒中及其治疗手段的知晓率。

特别是第一点，目前学科处于高速发展的阶段，但还应加强对医生技术的规范化

培训，帮助初学者或经验不足的医生越过学习曲线，不再犯前人所犯的错误，降低并发症的发生率，更精准地筛选患者，最大限度降低由于技术本身给患者带来的风险，提升安全性。

（作者：张丽媛）

中国卫生应急体系崛起，为全球树立标杆

——纪念抗击 SARS 十五周年

从 2003 年抗击 SARS，到 2008 年汶川地震医学救援，再到 2013 年 H7N9 禽流感疫情的有序应对，2014 年西非埃博拉疫情的援外行动，中国卫生应急系统经受住这些严重突发公共卫生事件的考验，化危为机。世界卫生组织曾评价，中国应对 H7N9 禽流感疫情，堪称"全球典范"。15 年，我国的卫生应急体系建设取得了怎样的进展？发生了哪些变化？

一、透过 SARS，看中国卫生应急体系成长

2003 年，一场突如其来的 SARS 风暴迅速席卷我国大江南北。SARS 危机之后，全国上下都认识到公共卫生安全和国防安全、金融安全、信息安全等一样，是重要的国家安全问题之一，建设和完善中国公共卫生体系成为当务之急，从而加速了我国公共卫生体系、突发事件卫生应急体系建设的进程。从 2003 年至今，中国卫生应急体系建设走过了 15 年的发展历程。

（一）SARS 催生卫生应急法制体系基本建立

2003 年 5 月 9 日，国务院颁布了《突发公共卫生事件应急条例》，这也是我国应对突发事件制度化进程的开始。条例总结了 SARS 防治工作中的经验教训，借鉴了国际上一些好的做法，重点解决了突发公共卫生事件应急处理中存在的"信息渠道不畅、信息统计不准、应急反应不快、应急准备不足"等问题，建立统一、高效、有权威的突发公共卫生事件应急处理机制，为今后及时、有效地处理突发公共卫生事件提供了法律依据和指导原则。此外，条例不仅适用于传染病的防治，还适用于群体性不明原因疾病、重大食物和职业中毒以及其他严重影响公众健康的突发公共卫生事件的应急处理工作。

随后，中国先后颁布了《中华人民共和国传染病防治法》、《国家突发公共事件总体应急预案》等一系列法律法规及文件。目前，我国已经基本形成了法律法规、行业规章、规范标准和管理操作四个层面，从中央到地方、覆盖卫生应急全过程的法制规范体系，卫生应急工作逐步进入了一个法制化、制度化、规范化管理的轨道。2008 年，国务院宣布全国应急体系基本建立。

（二）中国特色卫生应急体系建成，为全球树立中国标杆

2003 年以来，中国卫生应急体系不断完善，水平大幅提高。在新时代，围绕以

卫生应急体系和核心能力建设为主体，突发急性传染病防治、突发事件紧急医学救援力量建设为"两翼"的"一体两翼"发展思路，我国卫生应急正逐步走向国际舞台的中央。

自 2008 年国家科技重大专项实施以来，在突发急性传染病防控方面重点部署，投入 28 亿元支持 170 项科研项目，在积极应对挑战中建立完善卫生应急体系，不断提高处置能力和救援能力。2008 年，在汶川特大地震抗震救灾过程中，我国紧急医学救援体系发挥了重要作用。2013 年，H7N9 禽流感疫情来袭，同样突如其来，中国的卫生应急有序进行，被世界卫生组织誉为"全球典范"。2014 年，面对西非埃博拉出血热疫情，成功组织实施了中华人民共和国成立以来规模最大、持续时间最长的医疗卫生援外行动，夺取了国内疫情"严防控、零输入"和援非抗疫"打胜仗、零感染"的双重胜利，赢得受援国政府和人民以及国际社会的广泛赞誉。目前，经过十余年的发展，中国已经建立了具有中国特色的卫生应急体系。

二、中国卫生应急体系崛起历程

（一）2003 年

国务院颁布了《突发公共卫生事件应急条例》，确立了应对突发公共卫生事件的快速处理机制。这也是我国应对突发事件制度化进程的开始。

（二）2004 年

12 月 1 日起，我国施行新的《传染病防治法》。此外，国家传染病与突发公共卫生事件网络直报系统于 2004 年上线运行。

（三）2008 年

国务院宣布全国应急体系基本建立。这一应急体系被概括为"一案三制"。"一案"是指应急预案，"三制"则包括以政府办公厅（室）应急办为枢纽的综合协调体制，以预防准备、监测预警、信息报告等为内容的应对机制，以及包括一系列法律法规在内的法律制度。这套应急体系经受汶川大地震考验。

（四）2009 年

面对突如其来的全球甲型 H1N1 流感疫情，中国迅速建立并扩大了全国监测网络，最先研制出技术最优的甲流病毒检测试剂，提供全国监测网络使用；组织、设计了全球规模最大的甲流疫苗临床试验，使中国成为全球第一个完成甲流疫苗研发并第一个大规模使用甲流疫苗的国家，向全球提出了免疫方案建议。

（五）2010 年

原卫生部出台了《国家卫生应急队伍管理办法（试行）》，按照"统一指挥、纪律严明，反应迅速、处置高效，平战结合、布局合理，立足国内、面向国际"的原则，统筹建设国家级卫生应急队伍，地方建设具有地域特点的各类卫生应急救援专业队伍，初步形成从中央到地方的应急医学救援队伍体系。

（六）2013年

中国科学家在 H7N9 病原发现后，2 天内就成功研发了检测试剂，3 天内推广至我国 31 个省（区、市），5 天内至周边各国，7 天内由世界卫生组织向全球推广。这是中国新发传染病防控史上首次利用自主创建的"中国模式"技术体系，成功防控了在我国本土发生的重大新发传染病疫情，为全球提供了"中国经验"。

（七）2014年

面对 2014 年西非埃博拉出血热疫情，成功组织实施了中华人民共和国成立以来规模最大、持续时间最长的医疗卫生援外行动，夺取了国内疫情"严防控、零输入"和援非抗疫"打胜仗、零感染"的双重胜利。

（八）2018年

5 月 5 日，由四川大学华西医院承建的中国国际应急医疗队（四川）通过世界卫生组织认证，成为全球首支非军方最高标准级别（3 级）的国际应急医疗队。

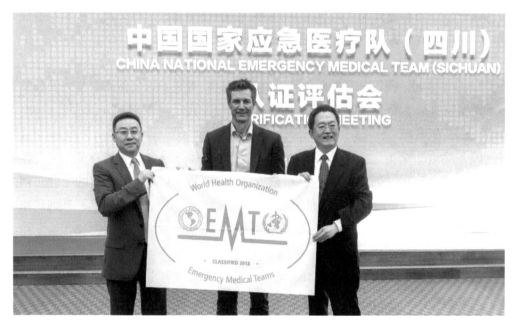

2018 年 5 月 5 日，由四川大学华西医院承建的中国国际应急医疗队（四川）通过世界卫生组织认证，成为全球首支非军方最高标准级别（3 级）的国际应急医疗队

（作者：邢英　审阅：冯子健）

给每个窒息新生儿发出第一声啼哭的机会
——记中国新生儿复苏项目

呼吸，如此轻微寻常，以至于很少会有人感受到它的珍贵。但在我们身边，每十个新生儿中，就有一个在出生时无法建立自主呼吸。每一个母亲、每一个家庭，都渴望用爱陪伴孩子一生，而只有从最初微小的一呼一吸开始，才能有未来漫长生命里的种种美好。守护生命之初，从新生儿复苏项目说起。

一、生死之间，争夺"黄金一分钟"势在必行

新生儿复苏项目最早于 1987 年由美国儿科学会和美国心脏协会发起，我国自 20 世纪 90 年代开始引进该项目，在北京、上海及全国多个省（区、市）举办了各种类型的"新法复苏"培训班，然而这些培训在覆盖面和持续性方面存在局限性，新生儿复苏技术并未真正引起国人的重视。为继续推进我国新生儿复苏工作的进一步开展，2004 年，原卫生部妇幼保健与社区卫生司正式启动了中国新生儿复苏项目，由中国疾病预防控制中心妇幼保健中心具体组织实施，中华医学会围产医学分会、中华护理学

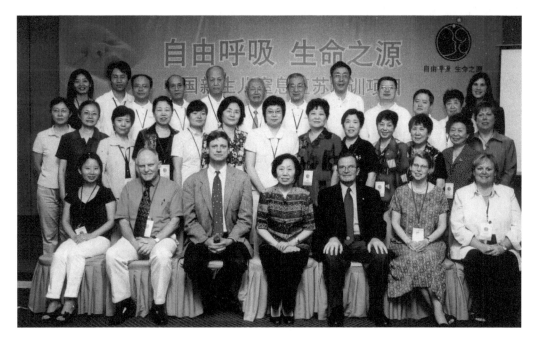

2004 年项目启动会专家合影

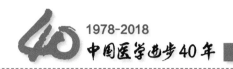

会妇产科专业组和美国儿科学会提供技术支持。

国家妇幼卫生监测网 2004 年数据显示，中国婴儿死亡率为 21.5‰，其中 25% 是出生窒息引起的，这就意味着在中国，每 1000 个孩子出生，就有 5 个孩子因为无法自主呼吸，而永远失去感受大千世界的机会。这在当时是中国城市 5 岁以下儿童死亡的首要原因。即便是存活下来的窒息新生儿，也有可能面临缺氧缺血性脑病等并发症，进而出现脑瘫、智力残障，甚至是死亡。

面对这样的挑战，以时任中华医学会围产医学分会主任委员叶鸿瑁教授等为代表的一批产、儿科专家积极奔走，翻译、整理国外教材，收集项目开展经验，在我国进行实地调研……终于，2003 年 7 月新生儿复苏项目工作组正式成立，并制订了首个五年工作规划，次年中国新生儿复苏项目正式启动。

二、守一线，只为建立生命的第一口呼吸

自 2004 年项目启动至今，新生儿复苏项目已走过了十余年的历程，项目化解了十年前许多人的眼泪和疑问，为生命建立第一口呼吸！2016 年 7 月，中国新生儿复苏项目十周年总结会在京召开，这是一次工作总结，更是一枚耀眼的勋章。运行十余年来，新生儿复苏项目覆盖了全国 31 个省（区、市）和新疆生产建设兵团超过 2 万所助产机构。每年帮助 60 万新生儿建立生命的第一口呼吸，挽救了约 15 万个新生命，成功将全国婴儿出生窒息死亡率降低了 75.1%！

从全国范围看，妇幼卫生监测数据显示，2003—2014 年，全国婴儿出生窒息死亡

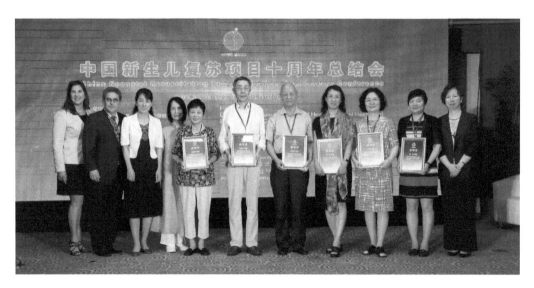

项目十周年总结会专家合影

率、新生儿因出生窒息 24 小时内死亡率、因出生窒息 7 天内死亡率下降幅度分别达75.1%、81.3% 和 76.9%。25 万训练有素的医护人员坚守在一线，如今，在中国的大部分产房里，都有了守护孩子第一次呼吸的天使。

三、十年路，从项目到政策

新生儿复苏项目开展十余年来，已经逐渐从一个项目变成了一项国家政策。近年来，原国家卫生计生委连续发布了几项涉及新生儿复苏培训的文件，如 2014 年原国家卫生计生委印发《医疗机构新生儿安全管理制度（试行）》中明确规定"二级以上医院和妇幼保健院，应当安排至少 1 名掌握新生儿复苏技术的医护人员在分娩现场。分娩室应当配备新生儿复苏抢救的设备和药品"，并作为管理制度第一条率先提出。2017 年原国家卫生计生委印发《危重孕产妇救治中心建设与管理指南》，指南再次强调需确保每个分娩现场有 1 名经过新生儿复苏培训的专业人员在场。新生儿复苏项目经过前期的经验摸索，逐渐影响到国家政策的制定，这是项目杰出的贡献和产出。

四、儿科强、儿童强、中国强

（一）从 34.7‰ 到 6.8‰

改革开放以来，我国新生儿死亡率大幅下降。1982 年第三次人口普查资料显示，1981 年我国婴儿死亡率为 34.7‰，2017 年我国婴儿死亡率已降至 6.8‰，核心指标总体上优于中高收入国家平均水平。

（二）守护生命之初

中华医学会儿科分会主任委员赵正言教授在中华医学会第二十二次全国儿科学术大会致辞中提到：儿科强，儿童强，中国才能强！儿科是一门综合性医学学科，它不是成人的缩小版。面对更脆弱的生命，从 20 世纪 30 年代我国创立儿科学学科开始，尤其是改革开放 40 年来，在几代儿科专家的不懈努力下，我国儿科学学科发展迅速。新生儿医学、呼吸、心血管、肾脏、血液等相关疾病的诊治水平已居世界前列。值得一提的是，儿科在常见传染病防治中更是发挥了举足轻重的作用，1978 年我国开始普遍实行计划免疫，为儿童接种 4 种疫苗（卡介苗、脊髓灰质炎疫苗、麻疹疫苗、百白破疫苗），可预防 6 种常见传染病；2002 年，新生儿乙肝疫苗纳入免疫规划；2007 年，甲肝疫苗、流脑疫苗、乙脑疫苗、麻腮风疫苗纳入国家免疫规划……

（三）儿童健康事关家庭幸福和民族未来

随着二孩政策全面放开，儿科面临的现实挑战将更加严峻，儿童医疗卫生事业持续健康发展也吸引了越来越多的目光。2016年3月22日，习近平总书记在中央全面深化改革领导小组第二十二次会议上指出：儿童健康事关家庭幸福和民族未来。仅2016年，原国家卫生计生委等多部门连续出台多项政策助力我国儿科发展，如《关于加强儿童医疗卫生服务改革与发展的意见》《国家儿童医学中心及国家儿童区域医疗中心设置规划》等。2016年中共中央、国务院印发的《"健康中国2030"规划纲要》提出实施健康儿童计划，加强儿童早期发展，加强儿科建设，纲要更将降低婴儿死亡率作为"健康中国2030"的一大重要目标：至2030年婴儿死亡率降低至5.0‰。从医疗界到政府及全社会的关注，健康中国，共建共享，相信在各方共同努力的促进下，我国儿科学事业定将大有作为。

（作者：潘慧敏　审阅：徐韬）

守住癌症二级预防的"要塞"
——回顾癌症筛查与早诊早治项目发展历程

国家癌症中心、全国肿瘤登记中心发表的"2015 年中国癌症统计"报告显示，2015 年，我国癌症新发病例数约为 429.2 万，死亡人数约为 281.4 万。随着发病和死亡人数的持续增加，癌症已经成为威胁人类健康的"头号杀手"，为我国乃至全球癌症防控带来了极大的挑战，也给社会造成了巨大的经济负担。在当前不能完全根治肿瘤的前提下，通过癌症预防、早期诊断和早期治疗相结合的策略来应对这一挑战，能在一定范围内减少癌症经济损失，挽救人们的生命。

从 20 世纪 70 年代开始，我国学者就已在一些癌症高发地区相继开展了癌症普查与早诊早治工作，对包括肝癌、上消化道癌（食管癌、胃癌）、结直肠癌等我国常见、高发的肿瘤类型进行有针对性的防控，在长期的实践中，不仅形成了符合我国国情的癌症筛查技术方案，也切实有效地降低了高发区人群的癌症发病率和死亡率，为国家制定癌症防控发展战略提供了重要依据。

2005 年，原卫生部以中央财政补助地方卫生专项资金的形式，委托中国癌症基金会，联合上消化道癌、结直肠癌、肝癌等领域的专家组成专家委员会，开展了农村癌症早诊早治项目，主要在癌症高发区人群中进行癌症筛查和早诊早治。

2007 年，淮河流域癌症早诊早治项目正式启动。

2009 年，开始实施农村妇女"两癌"（乳腺癌、宫颈癌）检查项目。

2012 年，城市癌症早诊早治项目正式纳入国家重大公共卫生专项，针对城市高发的五大类癌症（肺癌、结直肠癌、上消化道癌、乳腺癌和肝癌）展开调查评估，覆盖全国 18 个省（区、市）。

李克强总理曾多次在国务院常务会上指示，要把中国肿瘤防控提高到最高层次，对几种常见恶性肿瘤进行集中攻破，找出好的办法，来解决肿瘤患者的长期生存问题。

在天时、地利、人和的多重因素助力之下，我国癌症防控事业迎来了发展的大好时机，一切都在向着预期的目标前进，也必定会迎来众望所归的美好前景！

一、以肝癌为例，早诊早治项目发展并非一路坦途

肝癌是我国最常见的恶性肿瘤之一。从 20 世纪 70 年代开始，我国的医务科研工作者在一些肝癌高发现场开展普查普治，发现了一部分早期肝癌病例，通过早期

治疗，取得了较好的疗效，因而鼓舞了信心。例如，江苏启东于1972—1976年间，在自然人群中普查近180万人次，检出肝癌1000多例，其中早期（Ⅰ期）病例达到35%。当时的研究成果曾在第十一、十二届国际癌症会议上报告，获得了国际同行们的认可。因此，普查作为一种能够发现早期患者并提高治疗效果的方法和措施，得到了肯定和发展。

然而，从最初的地区性肝癌普查普治到如今国家推进的早诊早治项目，其发展也并非一帆风顺。20世纪70年代开始的肝癌普查，是不加选择的、主要针对16岁以上自然人群的大规模普查。由于在高发区实行，人群参与度高，因此发现了大量的病例，早、中、晚各期病例均约占1/3。随着80年代市场经济的发展，普查涉及的人力、物力的经费来源成了主要问题，因此当时国内肝癌普查几乎全部停止。通过重新评估启东现场的普查工作，大家认识到普查作为早诊早治的方法，其经济效益的大小关键取决于普查对象、范围的择优选择；结合肝癌的好发年龄、性别及危险因素暴露等，研究者提出了选择特定的高危人群进行肝癌筛检的概念，即乙型肝炎表面抗原（HBsAg）阳性的30~59岁男性为启东肝癌的高风险（好发）人群。因此在80年代后期至90年代初，启东通过申报省市和国家重大项目的形式，获得资金资助，开展了高风险人群的筛查，同时摸索出对高风险人群周期性筛检的时间间隔，即每隔六个月筛查一次，效果最佳。到21世纪初，形成了中央财政转移支付项目及现在的农村早诊早治项目。

不仅在肝癌，其他癌症的筛查中也采纳了"针对高发区人群筛查"的理念，以最少、最精的投入换回最大的健康获益，达到最优的卫生经济效益。

二、动员是最难的一关，而培养人才也极具价值

早诊早治项目工作的顺利推进，不仅需要专业的流行病学、临床医学等方面的专家入驻指导，也需要筛查现场当地的行政管理机构、疾控部门、医院甚至乡镇卫生所的协助与配合，更需要得到当地老百姓的认可与支持。

动员大家自愿接受筛查是项目工作中最难、最重要的一步，也是最容易发生"状况"的环节。农村地区人们的健康意识相对淡薄，对癌症不甚了解，因此，在早期的现场工作中很大一部分时间和精力需要投入到癌症知识的宣传教育中，以黑板报、开会动员和上门口头宣教的形式帮助人们理解癌症筛查和早期治疗的价值。

培养一支由当地疾控人员、临床医疗医技人员等组成的符合工作水平要求的筛查和早诊早治队伍，也是项目工作的重要内容。这不仅是为了保证项目实施的质量和可持续性，也为提高农村地区的医疗水平创造了价值，包括提升对癌症的诊断能力、内

镜操作技术以及影像阅片能力等。

截至 2017 年 6 月，肝癌早诊早治项目已经在全国设立了 13 个项目点，2007—2017 年共诊断性筛查高危个体 126 443 人，检出率为 0.66%，早诊率和治疗率分别为 60.86% 和 90.33%。

三、我国癌症早诊早治项目（部分）发展历程

（一）食管癌

食管癌是我国特有的高发肿瘤，我国食管癌发病和死亡人数约占全球病例的一半。自 2005 年起，食管癌内镜筛查技术首先在河北磁县和河南林县 2 个高发区试点开展，经过多年发展，筛查点已覆盖 29 个省（区、市）的 188 个县和城市社区，并初步形成了内镜下碘染色及指示性活检筛查方案。2015 年我国学者基于食管癌高发区人群筛查现场，发表于《临床肿瘤学杂志》（J Clin Oncol）的大规模前瞻性随访队列研究显示，内镜筛查使食管鳞癌累计发病率降低了 29.47%，累计死亡率降低了 33.56%，被国际同行评价为"食管癌预防医学研究的重要里程碑"。

（二）胃癌

20 世纪 80 年代，我国学者在山东临朐胃癌高发区开展横断面研究，探索胃癌发生发展的机制与危险因素。2008 年开始进行人群胃癌筛查，并于 2012 年改进方法采用高清胃镜精查。此后，基于前期研究发现对高危人群开展根除幽门螺杆菌治疗，使胃癌发病风险下降约 40%。

（三）结直肠癌

20 世纪 70 年代开始，浙江省率先开展大肠癌防治研究，先后在海宁和嘉善地区进行大规模的人群筛查和随访，形成了一套量化高危因素的序贯筛检方案。经过 20 多年的随访，海宁地区肠癌发病率下降 30.42%，死亡率下降 17.56%。启动农村癌症早诊早治项目后，嘉善和海宁成为"全国大肠癌早诊早治示范基地"。2007—2009 年，两地共计筛查 34 万余人，发现 1592 例高危腺瘤和 286 例大肠癌，其中早期病变 195 例。截至 2017 年 6 月，已在全国设立了 33 个项目点。

（四）鼻咽癌

鼻咽癌是我国南方地区（广东、广西、福建、湖南等）高发的癌症类型，特别是在广东中山、四会等地曾是所有癌症中发病率居第一位的肿瘤。农村癌症早诊早治项目启动后，于 2006 年正式将鼻咽癌纳入其中。截至 2017 年 6 月，已在全国设立了 7 个项目点，2007—2017 年共诊断性筛查高危个体 79 726 人，检出率为 0.49%，早诊率和治疗率分别为：64.43% 和 95.88%。

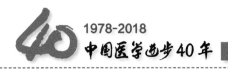
（五）肺癌

近年来，肺癌已成为我国最常见的恶性肿瘤，但由于其早期往往无典型症状，绝大多数患者就诊时已经是晚期或局部晚期。2007年，《肺癌筛查与早诊早治技术方案（第一版）》发布。2009年，肺癌正式纳入农村癌症早诊早治项目。截至2017年6月，已在全国设立了11个项目点，2010—2017年共诊断性筛查高危个体55 363人，检出率为0.62%，早诊率和治疗率分别为47.95%和83.33%。

（作者：黄蕾蕾）

挺起中国骨科的脊梁
——脊柱侧凸研究突破

40 年来，中国骨科领域的学者在引进国际前沿技术和新的治疗理念的同时，结合国内患者多、畸形重的特点，不断总结临床经验，研发一些新的治疗理念和新技术、新方法，推动了我国骨科尤其是脊柱外科的飞速发展。未来随着内固定材料、影像学、计算机科学、精准医疗的不断进步，中国脊柱外科有望屹立于世界脊柱外科的前列。

一、改革开放的春风，使中国脊柱外科萌芽破土

1980 年和 1983 年，是中国骨科的关键年。中国工程院院士、北京协和医院教授邱贵兴回忆，1980 年，中华医学会骨科学分会成立。1983 年，中国脊柱外科的主要奠基人、北京协和医院前骨科主任吴之康教授邀请前世界脊柱侧弯研究会主席 Armstrong 教授来华讲学，在北京协和医院举办了全国首届脊柱侧凸学习班，全面讲授脊柱侧凸的诊治原则，同时演示了脊柱侧凸矫形的前后路手术。这次学习班将国外脊柱畸形矫形的先进技术引进国内，填补了国内空白，大大推动了我国脊柱外科事业的迅速发展，使国内脊柱侧凸矫形技术走上了规范化的道路，当年的学员均已成为我国脊柱外科的领军人物。

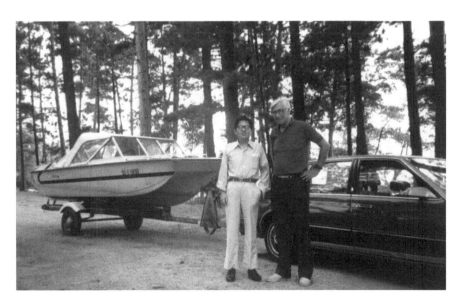

赴加拿大访问学习的邱贵兴院士与其导师阿姆斯特朗（Armstrong）教授

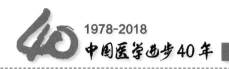
二、3000多例脊柱侧凸矫治经验，促成中国PUMC（协和）分型

青少年特发性脊柱侧凸（AIS）是原因不明的三维脊柱畸形，发病率高，临床类型很多，治疗方法大不相同。尤其是决定手术入路和融合范围非常困难。因此，如何对AIS进行合理正确而又可操作的分型，从而指导手术方法和融合范围，对手术疗效非常关键。King分型和Lenke分型是国际通用的分型系统，早年的King分型比较简单，便于记忆和理解，但分型不全面、可信度和可重复性欠佳；后来的Lenke分型较为全面，但十分复杂繁琐，而且未包括脊柱轴状面的旋转度评估，失代偿率较高，很难记忆，实际操作时有一定难度。

邱贵兴院士基于当时国际上现有分型在临床应用中的种种缺陷，全面梳理了当时北京协和医院骨科积累的3000多例特发性脊柱侧凸矫治经验，认为完全可以创立中国人自己的AIS分型。因此，邱贵兴院士借助原卫生部临床学科重点项目，对协和医院1983年2月到2001年1月间收治的具有完整随访资料的1245例AIS手术患者进行了全面系统的随访、资料收集和总结分析，开创性地提出了特发性脊柱侧凸的新的分型方法——PUMC（协和）分型。

与既往所有的基于侧凸部位进行分型的方法不同，"PUMC（协和）分型"创新性的以侧凸顶点的数目进行分类，再根据侧凸的三维畸形特点进一步区分亚型。首

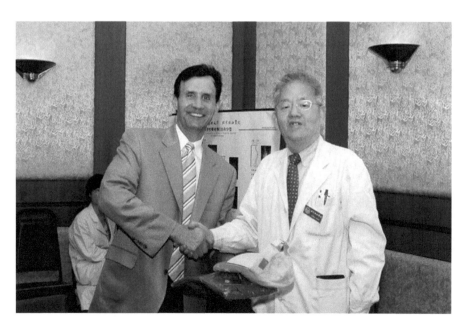

邱贵兴院士与Lenke分型创始人伦克（Lenke）教授

先依据侧凸顶点的数量将 AIS 分为三型：1 个顶点（单弯）为 PUMC I 型，2 个顶点（双弯）为 II 型，3 个顶点（三弯）为 III 型。此分型既符合临床上特发性脊柱侧凸的特点，又便于医生记忆。然后再根据侧凸不同的三维畸形特点及侧凸顶点位置，相应分成各种亚型，共计 13 个亚型。每一个亚型的侧凸均有其相应的形态特点，更重要的是每个亚型都制定了具体的融合范围和手术入路，具有非常好的临床指导价值。

2005 年，"PUMC（协和）分型"发表在国际骨科领域最权威的《脊柱》（Spine 2005，30：1420）杂志上，并获得该杂志主编温斯坦（Weinstein）教授高度评价。邱贵兴院士先后在日本骨科年会、韩国骨科年会、亚太骨科年会及美国脊柱外科年会等重要学术会议上登台演讲，并按照分型进行手术演示，制成光盘发行到全国各地，促进"PUMC 分型"走上国际舞台。越来越多的研究证实，PUMC 分型既全面、又实用，具有三维分型特点，而且简单易懂，可信度和可重复性高。目前，此简便实用的脊柱侧凸分型方法不仅在国内日益得到广泛应用，在国外的影响力也不断增加。

三、脊柱外科近 40 年历史：从跟随者到领路人

（一）召开专题会议、成立专科学组

中华医学会于 1982 年召开了第一届全国脊柱疾患专题学术会议，并于 1985 年成立了脊柱外科学组，标志着我国脊柱外科进入了一个新的发展阶段。

（二）"新技术，新出路"，脊柱疾患有了新疗法

80 年代中期到 90 年代初期，国内开始采用经椎弓根固定技术，明显提高了脊柱疾病的治疗效果，AF 和 RF 治疗脊柱胸腰段爆裂骨折的解剖复位原理以及短节段固定技术在全国的推广，使得脊柱创伤的内固定治疗在国内普及，其后在腰椎滑脱的短节段复位固定技术的提出等，成为国内脊柱外科技术发展的重要篇章，大大提高了疗效，减少了手术治疗的创伤。

（三）从"引进"到国产自主知识产权到来

90 年代中期，国内相继引进了脊柱畸形的三维矫正技术以及微创手术技术，对脊柱疾患的治疗又上了新的台阶，特别是根据国人体质研制的中华长城系列治疗脊柱侧凸选择性全椎弓根固定，真正实现了脊柱的三维矫形的理念。

（四）脊柱外科进入"微创化和功能重建"的时代

进入 90 年代后，脊柱外科的发展开始朝向两个方面的发展，一是脊柱手术的微创化，二是脊柱运动功能的重建，并在后来的发展中呈现分支更为细致的趋势，对脊柱的创伤、畸形、退变、肿瘤等的研究更为深入。

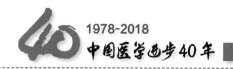
（五）新世纪中国脊柱外科登上国际舞台

21世纪以来，国内脊柱外科的发展更为迅速，科学研究和临床实践均有成效且有特色。2005年，国际权威期刊Spine发表了中国的"PUMC（协和）分型"，我国在国际上首次有了自己的分型；2010年前后，中国开始研发3D打印金属内植物的研发，个体定制化内植物的应用使得中国成为在3D打印技术骨科应用方面最活跃的地区之一；2015年，发表在《新英格兰医学杂志》的"TBX6基因无效变异联合常见亚效等位基因导致先天性脊柱侧凸"，在国际上首次解析了先天性脊柱侧凸患者的全基因组拷贝数变异；2015年，第三代骨科机器人Tribot完成世界首例机器人辅助上颈椎手术；2015—2016年间，国产3D打印髋关节臼杯、脊椎人工椎体及颈椎椎间融合器3项产品分别上市，成为3D打印在骨科领域应用的中国标识。

（作者：原芳）

规范管理，让癌无痛
——为患者建立癌痛病房

　　癌症疼痛是癌症患者最常见的症状，也是影响癌症患者生活质量的主要原因。1982年，世界卫生组织（WHO）癌症疼痛治疗专家委员会经过科学论证达成共识，一致认为合理使用现有的药物和知识，可以控制大多数癌症患者的疼痛，1986年WHO发布《癌症三阶梯止痛治疗原则》，建议在全球范围内推行癌症三阶梯止痛治疗方案。在我国各地医学专家和政府管理人员的支持以及广大医务工作者的共同努力下，中国的癌症疼痛治疗工作在多方面都取得了较大进步，其中影响较大的是2011年由我国原卫生部推广创建的"癌痛规范化治疗示范病房"。

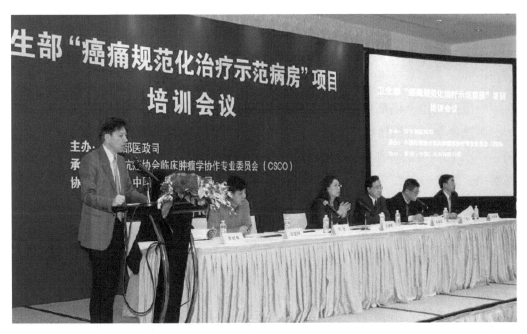

2012年2月16日，上海，第一场"癌痛规范化治疗示范病房"培训活动现场，李进教授作大会发言

一、我国第一批癌痛病房的建立

　　疼痛是患者最常见的症状。其中1/3的患者为重度疼痛，严重影响了癌症患者的生活质量。我国于20世纪90年代开始与WHO合力推行癌症三阶梯止痛方案。随后，

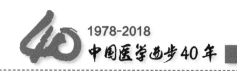
我国几代临床肿瘤学者致力于癌症姑息治疗学科的发展，从国外相关书籍的翻译，到出台我国癌痛诊疗的指南与共识，期间融入了我国学者的不懈努力。

2011年3月，原卫生部发布《关于开展"癌痛规范化治疗示范病房"创建活动的通知》；同年12月，颁布《癌症疼痛诊疗规范》（卫办医政发〔2011〕161号），旨在进一步提高我国癌症疼痛规范化诊疗水平，改善肿瘤患者生存质量。

该项目树立了国家卫生部门主导、学术组织积极协助和有关企业共同参与公益事业的典范，得到了各省（区、市）卫生部门大力支持，引发巨大的社会反响，体现了政府部门对抗癌事业的支持及对癌痛患者的关爱。随后，在各省级卫生行政部门初审推荐的基础上，经现场审核，原卫生部医政司于2012年9月确定了67个第一批"癌痛规范化治疗示范病房"，确定了20个第一批"癌痛规范化治疗示范病房"培育单位。

医政司相关领导在2012年接受本报采访时谈道，创建"示范病房"工作的主要成绩可以总结为5点：①通过创建工作，进一步落实了麻醉药品和精神药品规范化管理制度；②癌痛规范化治疗体系得以进一步完善；③提高肿瘤规范化诊疗水平；④进一步提高麻醉药品和精神药品临床合理应用水平；⑤进一步加强对医务人员和患者的宣教。

中国抗癌协会癌症康复与姑息治疗专业委员会（CRPC）现任主任委员、南京八一医院秦叔逵教授在访谈中提到，癌性疼痛是中晚期肿瘤患者的最常见主诉，约50%~70%的肿瘤患者都会经受癌痛的折磨，严重影响生活质量和抗癌治疗，迫切需要解决。在过去的许多年间，临床肿瘤学界和麻醉疼痛学界开展了许多工作，普及"WHO癌痛三阶梯治疗原则"已有所成就。"癌痛规范化治疗示范病房"创建活动，引起了全国各大、中医院领导对解除癌痛和合理使用麻醉止痛药物的高度重视，同时，也打破了既往对于麻醉止痛药物管理过于严格的问题，使药品管理、供应更加规范，保证了患者的使用。

CRPC前任主任委员、中国临床肿瘤学会（CSCO）肿瘤支持与康复治疗专家委员会现任主任委员、第二军医大学附属长征医院王杰军教授针对癌痛病房的成立曾在采访中说道："癌痛规范化治疗是姑息治疗中最重要、最基础的一环，因此我们希望可以借助这个机会，推动我国姑息治疗事业发展，这项工作确实也为我国肿瘤姑息治疗起到了重要的推动作用。"

二、规范与人文同行

原国家卫生计生委进行《癌症疼痛诊疗规范）》（以下简称《规范》）讨论时，本报采访了秦叔逵教授。秦教授讲到，讨论稿的修订和更新，反映了癌痛诊治理念和技术的进步，一方面体现在对癌痛症状控制更加重视，另一方面，在癌痛控制的实施推荐中，新版《规范》的内容也体现了癌痛诊治的国际最新进展。"通过规范的制定和推广，我们希望进一步规范临床医生的诊疗行为，强化对癌痛诊疗的重视，对癌痛症状的处理，提倡人文关怀，促进我国癌痛诊治水平的大幅提高！"秦教授表示。

三、国内大事记

1984 年，WHO 癌症疼痛专家委员会在日内瓦总部召开会议，出版了《癌症疼痛缓解方法》一书，该书中文译本由中国医学科学院肿瘤医院孙燕院士主持翻译，由人民卫生出版社出版。

1990 年，在孙燕、李同度、陈妙兰等专家教授的积极倡导下，1990 年 12 月，原卫生部联合 WHO 在广州首次召开了全国性的癌症疼痛与姑息治疗研讨会，与 WHO 专家合作，正式开始推行 WHO 癌症三阶梯止痛治疗方案。

1991 年，原卫生部以卫药发〔91〕第 12 号文下达了《关于在我国开展癌症病人三阶梯止痛治疗工作的通知》。

1993 年，原卫生部发布《癌症病人三阶梯止痛治疗指导原则》。

1994 年，中国抗癌协会癌症康复与姑息治疗专业委员会（CRPC）正式成立，李同度教授任主任委员。

1996 年，WHO 出版第 2 版《癌症疼痛缓解方法》，孙燕院士组织相关人员翻译出版了中文版。这两本小册子在我国引入 WHO 癌症三阶梯止痛原则的过程中发挥了至关重要的作用。

2005 年，我国出版孙燕、罗爱伦教授主编的《麻醉药品临床使用与管理规范化培训》教材。

2018 年，中国临床肿瘤学会（CSCO）肿瘤支持与康复治疗专家委员会成立。

2018 年，国家卫生健康委员会发布《癌症疼痛诊疗规范（2018 年版）》。

（作者：贾春实）

坚持创新，为肿瘤患者造福
——中国首个原研小分子靶向抗肿瘤药物诞生

　　2016年1月8日，我国重大新药创制科技重大专项"十一五"及"十二五"重点支持的"小分子靶向抗癌药盐酸埃克替尼开发研究、产业化和推广应用"被授予2015年国家科技进步一等奖，这是我国化学制药行业首次获得此殊荣。长期以来，小分子靶向抗癌药物的研发由国外制药巨头把持，直到2011年，埃克替尼的问世，打破了进口药物在中国肺癌治疗领域的垄断地位。本文将从埃克替尼的十年研发之路说起，带您一起回顾这段充满辛酸与喜悦的历程……

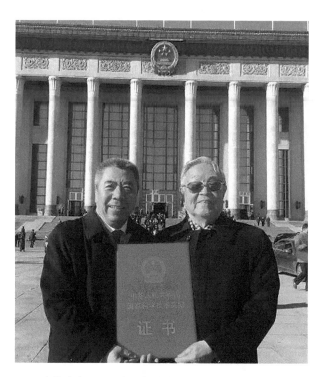

孙燕院士及石远凯教授在北京人民大会堂前合影

一、回到梦想起航的地方，让梦想开出成功的花

　　从2000年到2001年，丁列明博士及合作伙伴在研究了吉非替尼与厄洛替尼结构的基础上，找到了表皮生长因子受体（EGFR）酪氨酸激酶抑制剂（TKI）的化学结

构通式，经过化合物设计、合成、新药化学库筛选，埃克替尼这一新的结构式诞生。2002年，在国家鼓励留学人员归国创业的政策支持下，丁列明博士及合作伙伴放弃了美国优越的条件，带着埃克替尼的专利回到祖国，开始了长达十年的新药研发之路。

从2002年到2006年，埃克替尼的临床前研究稳步推进，2015年10月，埃克替尼研发团队正式向国家食品药品监督管理总局（CFDA）提交了新药临床研究申请，7个月后获得批准。研发团队在反复论证Ⅰ期临床试验方案的基础上，选择了在国内权威的北京协和医院主持Ⅰ期临床试验。中国工程院孙燕院士指导了Ⅰ期研究的实施，他将这个过程描述为"摸着石头过河"，整个试验过程一波三折，但经过不懈的努力，2008年1月，埃克替尼Ⅰ期试验完成，研发团队将研究结果上报CFDA申请Ⅱ／Ⅲ期试验批文。

孙燕院士主持了埃克替尼的Ⅱ期及Ⅲ期临床试验，为了向全世界证实埃克替尼的疗效及安全性，研发团队大胆地选择了当时世界最强的标准治疗药物——吉非替尼进行头对头的随机双盲对照试验（ICOGEN研究）。或许当时的研发团队并未意识到，ICOGEN研究日后将被称为"全球第一个头对头比较两个EGFR-TKI药物的Ⅲ期临床试验"。2010年4月，在历经2008年金融危机导致的资金链断裂、多中心质控困难等困境之后，全国27家研究中心参与的Ⅲ期临床试验最终完成。5月，Ⅲ期试验揭盲，这是一个激动人心又无比紧张的时刻，十年心血、无数人的付出，成败在此一刻。所幸终不负所望，埃克替尼与吉非替尼疗效相当且安全性优于吉非替尼，实现了从从相似到超越，正所谓"十年磨一剑，一剑惊江湖"。

2010年7月，埃克替尼获得了CFDA下发的新药证书及销售批文。2011年8月12日，埃克替尼成果发布会在北京人民大会堂举行，成为我国继吉非替尼之后第二个可用于治疗晚期非小细胞肺癌（NSCLC）的EGFR-TKI。国家"重大新药创制"专项技术总师桑国卫院士认为该成果标志着我国医药产业从仿制向创新的转折，时任卫生部部长的陈竺赞誉该成果堪称民生领域的"两弹一星"。此后，埃克替尼正式进入临床应用，踏上了新征程。

二、一路繁花相送，一路高歌猛进

一个药物成功上市，是否就意味着万事大吉了呢？埃克替尼的未来之路又该去向何方？中国学者用他们的实际行动告诉世人，药物研发立足临床，坚持走循证发展之路，我们是认真的！

2013年8月，埃克替尼ICOGEN研究在线发表于《柳叶刀·肿瘤学》杂志，同时杂志配发长篇述评，认为埃克替尼开创了中国抗肿瘤药物研制的先河，代表了肿瘤

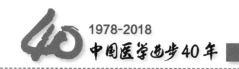
领域的里程碑。中国创新药物研发工作终于叩开了国际舞台的大门！

在接下来的几年内，埃克替尼相关循证研究捷报频传，可谓遍地开花。2014年，上市后监测埃克替尼治疗晚期 NSCLC 安全性的单臂多中心Ⅳ期研究（ISAFE 研究）发表于《肺癌》杂志。2017年7月，由广东省人民医院吴一龙教授主持的全球第一个头对头比较埃克替尼与全脑放疗（WBI）± 化疗治疗 EGFR 突变阳性 NSCLC 患者脑转移的Ⅲ期临床研究（BRAIN 研究）发表于《柳叶刀·呼吸医学》杂志。紧接着，2017年8月，由中国医学科学院肿瘤医院石远凯教授主持的头对头比较埃克替尼与培美曲塞联合顺铂＋培美曲塞单药维持治疗在 EGFR 突变阳性晚期 NSCLC 腺癌患者中的疗效及安全性Ⅲ期研究（CONVINCE 研究）发表于《肿瘤学年鉴》杂志，这是埃克替尼在 EGFR 突变晚期肺癌患者一线治疗中的第一项大型临床研究。

至此，埃克替尼在 EGFR 突变阳性晚期 NSCLC 的一线治疗地位确立。在2018年4月发布的2018版《中国临床肿瘤学会（CSCO）原发肺癌诊疗指南》中，埃克替尼被推荐用于Ⅳ期 EGFR 突变 NSCLC 患者的一线治疗（Ⅰ类证据），而基于 BRAIN 研究结果，EGFR 突变阳性伴有≥3个脑转移病灶的患者，推荐 EGFR TKI 治疗（ⅠB 类证据）。目前，埃克替尼在肺癌辅助及新辅助治疗中的应用、除肺癌之外的其他瘤种的应用、与其他作用机制药物联用等研究方向，多项研究已全面铺开，结果值得我们期待。未来，期盼埃克替尼在循证发展的道路上继续高歌猛进，中国创新药物研发征途稳扎稳打，一往无前！

三、抗癌药从仿制到创新

（一）政策支持药物研发

2008年8月，原卫生部和中国人民解放军总后勤部卫生部牵头的"重大新药创制科技重大专项"正式启动实施，是中华人民共和国成立以来规模最大、投入最多的科技计划，亦是国家对于新药创制最大力度的支持。

（二）埃克替尼上市

2011年8月，我国自主研发的首个小分子靶向抗癌药物埃克替尼正式上市。

（三）阿帕替尼上市

2014年12月，我国自主研发的首个血管内皮细胞生长因子受体（VEGFR）抑制剂阿帕替尼获批上市，是全球第一个在晚期胃癌被证实安全有效的小分子抗血管生成靶向药物。

（四）西达本胺上市

2015年1月，我国首个组蛋白去乙酰化酶（HDAC）抑制剂西达本胺获批全球上市，是我国首个批准用于治疗复发难治的外周 T 细胞淋巴瘤（PTCL）的药物。

（五）药物评审改革雷霆出击

2015 年 7 月，CFDA 发布了《关于开展药物临床试验数据自查核查工作的公告》及《关于征求加快解决药品注册申请积压问题的若干政策意见的公告》。这两项被业内称为"最严药品评审"的指令，加快了药品审批速度，为我国原创新药的审批之路创造了良好环境。

（六）鼓励制药创新

2015 年 8 月，国务院发布《关于改革药品医疗器械审评审批制度的意见》，将新药定义由现行的"未曾在中国境内上市销售的药品"调整为"未在中国境内外上市销售的药品"，并对创新药实行特殊审评审批制度。

（七）我国新药审批与国际接轨

2017 年 6 月，CFDA 加入人用药品注册技术要求国际协调会（ICH），这标志着中国医药行业将与国际标准接轨。

（八）加快新药审评审批

2017 年 10 月，《关于深化审评审批制度改革鼓励药品医疗器械创新的意见》出台，要求全面落实并加快药物审评审批。

（九）安罗替尼上市

2018 年 6 月，CFDA 正式批准我国自主研发的新型多靶点小分子靶向药物安罗替尼用于晚期 NSCLC 患者的三线治疗。

随着我国鼓励药物创新研发各项政策措施的逐步推进，随着中国科研技术水平的逐步提高，相信未来我国将有更多原研抗肿瘤药物诞生，走出国门，走向世界，为人类造福！

（作者：刘茜）

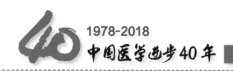
坚决履约，是中国的控烟态度

——原卫生部首次发布《中国吸烟危害健康报告》

人们质问烟草业为何仍然存在，激烈的措辞背后是对吸烟仍在不断戕害生命的痛心疾首。然而烟草并非"天生罪恶"，错的也许不是烟草——这种曾被西班牙医生尼古拉斯·莫纳德斯（Nicolas Monardes）论证可治愈36种疾病的茄科植物——而是人们对烟草的认知与使用方式。从这个意义上说，公正客观地论证烟草与疾病的关系，纠正社会对烟草的错误认知，就是在纠正错误的行为、避免不堪的后果。基于此，我们不难理解2012年原卫生部发布的《中国吸烟危害健康报告》（以下简称《报告》）究竟对中国有多么深远的意义。

一、编写《报告》：我们必须让每个人知道

（一）签约就是承诺

吸烟危害健康是不争的医学结论。我国作为世界上最大的烟草受害国，公众县全包括医生、教师、干部等关键人群对于吸烟危害健康这一重要的科学事实缺乏深刻的认识，甚至抱有偏见乃至错误观念，导致控烟的觉悟与动力不足。为此，将关于吸烟危害健康的坚实的科学证据展示给大家，让事实"触目"，结论"惊心"，进而产生积极的控烟行动，是撰写并发布《报告》的目的。

中国在控烟战场的中心。2012年，中国种植的商用烟草占全球43%；全球每年生产的6万多亿支卷烟中有2.3万支来自中国。而这背后，是中国人群中归因于烟草使用的死亡已达120万人（2005年）的残酷数字。这张医疗账单费用太过高昂，留给我们盘点得失利弊的时间不多了。

控烟重拳落下的日子是2003年11月10日：我国正式签署《世界卫生组织烟草控制框架公约》，成为该公约的第77个签约国；2006年1月公约正式在我国生效。

签约就是承诺，承诺就要落实。2007年国务院成立了由工业和信息化部、原卫生部、外交部等8个部门组成的"烟草控制框架公约履约工作部际协调领导小组"。借鉴美国经验，我国同样急需一部关于烟草危害健康的权威性报告。

（二）千锤百炼的"中国证据"

没有合作就没有《报告》的诞生。《报告》的编写工作涉及了控烟领域以及包括呼吸、肿瘤在内的十余个相关学科、需要上百位资深专家通力合作。2012年接受《中国医学论坛报》记者采访时，《报告》专家组组长王辰教授介绍说，为了突出《报

告》的中国特色，基于中国人群的研究文献受到特别重视，其数量占采用文献总量的近20%。

为确保报告科学性与权威性，过程可谓"精雕细琢、百炼成钢"。谈起最难忘的事，专家组办公室主任和核心写作专家、中日友好医院烟草病学与戒烟中心肖丹教授记录道："我有幸在王辰院士领导下，全程参与策划并组织《报告》开发工作。邀请世界卫生组织专家来华，学习《美国卫生总监报告》的开发流程，计划《报告》的开发流程和重要时间节点，向澳大利亚国际发展署申请资金，综述国内外三万多篇科学文献，汇总科学问题，撰写初稿，邀请包括相关专业领域的院士、中华医学会相关专业分会主任委员及国内外著名控烟学者在内的100多位专家，分专业或领域对审议稿进行多轮同行审议和高级科学审议，根据审议意见逐步完善稿件，直至定稿、成书……多少个不眠之夜，经常是抬起头来天已见鱼肚白，微微打盹后，新的一天又要完成既定的新的工作量。"

难以想象的繁重工作几乎压垮了他们的身体。肖丹教授回忆道："2012年4月，王辰老师几乎每日修改完善《报告》内容，连日的辛苦致使腰痛发作，在这个过程中，他忍着疼痛，梳理并完善了《报告》的理论框架和相关内容，新的学科'烟草病学'诞生了！"

如同在对感染性疾病和职业性疾病的防治中产生了感染病学与职业病学一样，关于吸烟危害健康的研究与防治实践正在逐步形成一个专门的学科体系，称之为烟草病学（tobacco medicine）。《报告》系统地阐述了吸烟及二手烟暴露对健康危害的相关问题，包括烟草及吸烟行为概述、烟草依赖、吸烟及二手烟暴露的流行状况、吸烟对健康的危害、二手烟暴露对健康的危害、戒烟的健康益处、戒烟及烟草依赖的治疗共计7方面内容。

《报告》体现了烟草病学的学科架构及主要内容，汇聚了国内外控烟领域专家学者的集体智慧，是我国第一部、也是迄今为止最具权威性的吸烟危害健康报告。

二、破晓时刻：医者领跑，控烟在路上

2011年6月1日领命，2012年5月初《报告》定稿，2012年5月30日世界无烟日前政府发布《报告》。"成书前一天，我们凌晨两点钟从郊外人民卫生出版社的印刷车间出来，徘徊在街头，打不到出租车回家的烦恼已被内心的喜悦替代。国外100个人干3年的活儿，我们超越极限，在短短近一年的时间内，完成了这项几乎不可能完成的使命！"这黑夜中的光明一刻，正是中国控烟纪元的破晓时刻。

2012年无烟日的主题是"烟草业干扰控烟"，口号是"生命与烟草的对抗"。在这

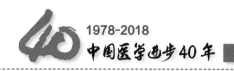
场对抗中，中国摆出了坚决履行《世界卫生组织烟草控制框架公约》的"国家姿态"。

走在前列的是医学工作者。2012年5月31日——世界无烟日当天，《中国医学论坛报》联合WHO烟草或健康合作中心、中国控制吸烟协会医院控烟专业委员会共同推出"中国医师控烟行动"，并刊发倡议书，呼吁每一位医生从"我"做起，降低医务人员的吸烟率，创建全国无烟医疗卫生系统。同时，倡议书要求医生积极掌握烟草依赖的诊疗方法，为吸烟人群提供专业戒烟治疗。2012年发布的《吸烟及二手烟对心血管系统的危害——全球认知差距及行动启示》报告称，吸烟者在最近一次就医时，得到医生戒烟建议的比例介于10%~52%，我国为17.6%。为提高这一比例，原国家卫生计生委于2015年更新并印发了《中国临床戒烟指南（2015版）》，并开展戒烟门诊和全国专业戒烟热线"4008085531"试点，致力于不断提高医务人员的戒烟能力。

三、中国控烟大事记

1979年，发布我国第一份官方控烟文件《关于宣传吸烟有害与控制吸烟的通知》。

1999年，中国进行加入《烟草控制框架公约》谈判。

2002年，"中国国家控烟办公室"成立。

2003年，我国正式签署《世界卫生组织烟草控制框架公约》（以下简称《公约》）。

2005年，人大常委会正式批准《公约》。

2006年，《公约》在我国生效。

2007年，八部委协调领导小组成立，负责协调全国履约工作。

2011年，公共场所全面禁烟。

2012年，原卫生部首次发布《中国吸烟危害健康报告》；同年《中国烟草控制规划（2012—2015）》出台。

2015年，北京开始施行全面控烟条例。

从2003年签约，到2012年《报告》发布，再到如今20个城市全面禁烟，中国控烟一路走来步步扎实。但目前全面禁烟法规覆盖的人口不足10%，前路仍然漫长。变化的是困难，不变的是坚决控烟的决心。相信，"保护每个孩子，让家庭在外出聚餐时能够享受无烟的用餐环境"，以及"无烟中国""健康中国"这个愿景总有一天会成为现实。

（作者：肖丹　丁雨竹）

天玑骨科手术机器人，成就真正的中国制造

——十年磨一剑，记国产手术机器人之崛起

机器人手术系统是集多项现代高科技手段于一体的综合体，外科医生可以远离手术台操纵机器进行手术，完全不同于传统的手术概念，在世界微创外科领域是当之无愧的革命性外科手术工具。

一、国产手术机器人崭露头角

（一）三台让世界惊艳的脊柱外科手术

2015 年 8 月 6 日，在中国乃至世界脊柱外科的发展史上，都是值得关注的一天。北京积水潭医院脊柱外科教授田伟教授及其团队，运用天玑骨科手术机器人（Tianji robot），成功完成了世界首例基于术中实时三维影像的机器人辅助脊柱胸腰段骨折的微创内固定手术，为一例椎体骨折患者经皮植入 6 枚椎弓根螺钉。该患者是名 28 岁男性，因从 4 米高处坠落伤导致腰椎骨折，入院时腰背部疼痛，无法站立及行走。患者全麻及体位摆放完成后，给予患者术中三维影像扫描，图像被同步传输至机器人系统。术者在主机屏幕上设计钉道后，机械臂会自发移动至准确的位置，使得导向机器指向设计的钉道和进钉点。手术用时 3 小时，术中出血仅 50ml，患者的骨折复位效果理想、固定稳定，术中损伤少，手术切口小、安全性高，术后第二天患者即可正常下地行走。

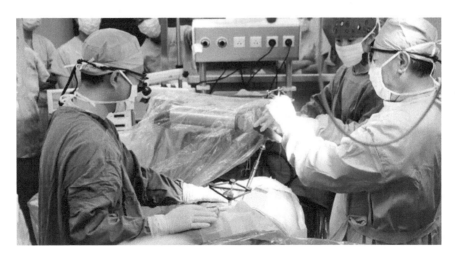

田伟教授在运用天玑骨科手术机器人手术

仅仅相隔 6 天，田伟教授再次使用天玑骨科手术机器人，为一例复杂上颈椎畸形伴颅底凹陷的患者成功实施了世界首例寰枢椎经关节突螺钉内固定手术，该团队征服了上颈椎畸形这一脊柱外科领域最为复杂的手术，刷新了该领域的新高度。

10 月 14 日，田伟教授又成功完成了世界首例基于术中实时三维影像的导航机器人辅助齿状突骨折固定术，使一位 61 岁齿突骨折 - Ⅱ型女性患者获得康复。

在这三台手术中惊艳亮相的天玑骨科手术机器人（Tianji robot），不同于其他医用机器人，是由田伟教授带领的科研团队自主研发的、拥有完全自主产权的、真正意义上的中国制造产品，也是世界上首创的通用型骨科手术机器人，在国际上首次实现了精准定位，误差不到 1mm，性能指标处于国际领先地位。

（二）成功背后的故事

成功的背后是十年磨一剑的艰辛。作为中国计算机辅助骨科技术临床应用的先驱者和实践者，田伟教授长期致力于影像导航和机器人辅助技术的智能骨科手术研究，自 2002 年起，他率领北京积水潭医院骨科专业团队，从临床视角出发，研制出骨科手术机器人系列产品，完善并规范了影像导航的临床应用，创建了以影像导航和机器人技术为核心的智能骨科手术体系。该体系实现了真正意义上的常规手术微创化、复杂手术安全化、关键操作智能化，是骨科手术史上一项革命性进步。

2016 年 6 月 3 日上午 9 时 30 分，中共中央总书记、国家主席、国家军委主席习近平来到北京展览馆，参观了 13 项重大标志性科技成果和重要工作进展。由北京积水潭医院脊柱外科田伟教授带领的产学研团队共同研发的自主品牌的第三代天玑骨科手术机器人（Tianji Robot），是医药领域的唯一代表，受到了高度关注。习近平、李克强等国家领导人分别参观了骨科手术导航机器人，田伟教授向习近平等领导人汇报骨科手术导航机器人成果后获得充分肯定。

很多人问田伟教授，医学领域探索创新过程中最难的事情是什么？他的回答是："最困难的不是物质的限制，而是人的观念的转变。"从佩戴放大镜做手术到推广计算机导航技术，乃至研发骨科手术机器人系统，每一次创新，都是对过去观念的颠覆。"外科领域已经进入智能时代，手术已经变成精耕细作，将来医生会把繁琐的、基础的工作交给机器人去做，把更多的精力放在如何设计一个完美的手术方案上。而所有的科技进步最终将惠及患者，这也是医学创新的意义所在。"他说。

二、国产手术机器人从模仿到自主研发的历程

（一）从 1 台到 59 台

2006 年，中国的第一台达·芬奇手术机器人系统被引进到了中国人民解放军总医

院。截至 2016 年，被引进到中国各大医院的达·芬奇手术机器人数量达到了 59 台，达·芬奇机器人成了中国顶级医院的必备器械之一。

（二）国内研发百花齐放

1. 海军总医院与北京航空航天大学联合开发的机器人系统 CRAS 是国内手术机器人系统的先行者，第一代机器人于 1997 年 5 月首次应用于临床，现已完成第五代的研制和临床应用。

2. 2014 年，由天津大学、中南大学等单位联合研发，具备自主知识产权的"妙手 S"机器人在中南大学湘雅三医院成功完成三台手术，宣告国内首例国产机器人手术已成功开展。

3. 2015 年 8 月 12 日，世界上第一例复杂上颈椎畸形机器人辅助内固定手术在北京积水潭医院进行。在这台手术中惊艳亮相的骨科导航机器人 TiRobot 系统，是由田伟教授带领的科研团队自主研发的、拥有完全自主产权的、真正意义上的中国制造产品。

（三）国家高度重视医用机器人的发展

随着"互联网 +"和《中国制造 2025 规划》的发布，我国已逐步将机器人和智能制造纳入国家科技创新的重点发展领域。李克强总理在 2015 年世界机器人大会上表示，中国将促进机器人新兴市场的成长，创造世界上最大的机器人市场。

（四）自主创新，做强中国手术机器人产业

以往在中国，三甲医院 80%~90% 的高度医疗设备都在采用国外产品，只有加大国产设备的自主创新力度，避免低水平的模仿，通过过硬的技术创造自己的品牌，才能压缩国外产品的市场占有量，做强中国手术机器人产业。

（作者：靳晓方　李方华）

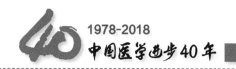
从中医古方中飞出诺贝尔奖

——传统中医药学在现代科学体系下实现再度腾飞

北京时间 2015 年 10 月 5 日下午 5 点 30 分，我国药学家屠呦呦因发现青蒿素治疗疟疾的新方法，被授予 2015 年诺贝尔生理学与医学奖，这是中国大陆科学家首次获得这一奖项。青蒿素的发现是源自对我国传统中药的深入挖掘，并借由现代科学体系与方法而被全世界接受。正如屠呦呦在获奖感言中所说："通过抗疟药青蒿素的研究经历，深感中西医药各有所长，二者有机结合，优势互补，当具有更大的开发潜力和良好的发展前景。"

一、从古人经验中发掘、创新

疟疾的传统疗法是使用氯喹或奎宁，但在 20 世纪 60 年代后期，这种方法成功率不断降低，疟疾感染率呈上升趋势，寻找新的抗疟药成为全世界医药工作者的重要任务。1967 年 5 月 23 日，我国政府启动了一项旨在根除疟疾的 "523 项目"，来自全国 60 多家单位的约 500 名科研人员参与其中。1969 年初，屠呦呦被任命为中国中医研究院 "523 项目"研究组的组长，她和同事们梳理了中国历代医学典籍和民间治疗方法，筛选出约 200 种草药，获得了 380 多种提取物，并对这些草药和提取物的抗疟功效进行评估。

其中，从青蒿中提取出来的物质可以阻止疟原虫在试验动物体内的生长，但其疗效却并不稳定，难以重复。

"青蒿一握，以水二升渍，绞取汁，尽服之。"这是公元 340 年左右东晋葛洪编著的《肘后备急方》中对青蒿治疗疟疾的一段描述，这句话引起了屠呦呦的注意，古人为何将青蒿 "绞取汁"而不是用传统的水煎煮？她意识到，可能是因为煮沸和高温提取的过程会破坏青蒿中的抗疟活性成分。

做出这一推断后，屠呦呦重新设计了青蒿活性成分的提取过程，改用低沸点溶剂乙醚来提取，发现药效明显提高；此后又进一步去除了青蒿中无抗疟活性且有毒的酸性成分，保留抗疟活性高、安全性好的中性成分，还发现青蒿药材的活性部分位于叶片上而非其他部位。这些创新发现，大幅提高了青蒿的抗疟药效。试验证明，青蒿提取物对疟原虫的抑制率达到 100%，在被感染动物和人类中都表现出良好的疗效。

利用色谱分析法，1972 年 11 月，研究组成员获得了青蒿中抗疟活性成分的提纯物质，并将其命名为青蒿素。此后，他们又对青蒿素进行结构修饰，合成出了新化合物——双氢青蒿素，其药效比青蒿素高 10 倍，并可减少疾病复发风险。

1977 年 3 月，"青蒿素结构研究协作组"在《科学通报》上发表论文《一种新型的倍半萜内酯——青蒿素》，引起学者的高度关注。1981 年 10 月，世界卫生组织（WHO）、世界银行和联合国开发署在北京组织召开了疟疾化学治疗工作组会议，屠呦呦应邀在会议上报告了青蒿素的发现，引起国内外代表的极大兴趣。随后，世界各国学者及制药公司也纷纷开展关于青蒿素的研究，包括结构修饰、临床试验、剂型研发等。以青蒿素为基础的复方药物逐渐成为对抗疟疾的标准治疗方案，WHO 还将青蒿素及其相关药剂列入基本药品目录。

"得益于屠呦呦的研究，过去 10 年，全球疟疾死亡率降低了 50%，感染率降低了 40%，"诺贝尔生理学与医学奖委员会成员安德森（Jan Andersson）在新闻发布会上解释道，"早在 1700 年前人们就知道这种草药能治疗发烧症状，屠呦呦做的就是阐释了这种草药的哪一成分具有生物活性，让后来的临床治疗和生产药物成为可能。"

二、中医药振兴发展迎来大好时机

中医药学历经数千年发展，积累了大量实践经验，形成了独特的理论体系。然而，中医与目前被广泛接受的西医在理念、方法、标准方面存在差异，符合现代科学基本原则的疗效证据尚不充分，中药产品的质量控制尚不稳定，这些都成为限制我国中医药发展并走向世界的瓶颈。

近年来，一批中医药企业积极实践，打破瓶颈，促进了中医药的现代化和国际化进程，复方丹参滴丸制剂、血脂康胶囊、扶正化瘀片、桂枝茯苓丸等中成药纷纷在国外申请注册临床试验，广大中医学者还积极开展关于针灸等中医技术的临床疗效评价。这些高质量研究成果被发表在国际知名学术期刊上，产生了广泛的学术影响，中医药凭借其良好的疗效，开始逐渐被全世界范围内的研究者和公众接受。目前，中医药已传播到 183 个国家和地区，有 103 个 WHO 会员国认可使用针灸，其中，29 个国家设立了传统医学的法律法规，18 个国家将针灸纳入医保体系。

与此同时，党和政府十分重视中医药事业发展中的一些问题，如中药理论、技术传承问题，中药知识产权保护问题，现行的中医师管理、药品监管、服务价格制度亟需完善等。经过广泛调研和反复论证，2016 年 2 月 25 日，我国首部《中医药法》在第十二届全国人大常委会第二十五次会议上正式通过，并于 2017 年 7 月 1 日起正式实施，这对于中医药行业发展具有里程碑意义。

中医药科技创新是我国的特色和优势。2015 年，在中国中医科学院建院 60 周年之际，习近平总书记发出贺信指出：希望广大中医药工作者增强民族自信，勇攀医学高峰，深入发掘中医药宝库中的精华，充分发挥中医药的独特优势，推进中医药现代化，推动中医药走向世界。

2016年2月，为促进中医药事业健康发展，《中医药发展战略规划纲要（2016—2030年）》正式发布，明确了未来十五年我国中医药发展方向和工作重点。在2016年印发的《"健康中国2030"规划纲要》中也明确提出，要充分发挥中医药独特优势，融合现代科技成果，挖掘中药方剂，加强重大疑难疾病、慢性病等中医药防治技术和新药研发。

在当前"中医药振兴发展迎来天时、地利、人和的大好时机"之下，相信广大中医药工作者必定能够抓住机遇，继承和发扬我国传统中医药的智慧和经验，完成其与现代科学体系的有机结合，实现再度腾飞。

改革开放以来我国中医药发展大事件

1979年：中华人民共和国成立后最早的全国性中医药学术团体——中华全国中医学会成立（后更名为"中华中医药学会"）。

1986年：国家中医药管理局成立。

1991年：全国人大七届四次会议审议通过《国民经济和社会发展十年规划及第八个五年计划纲要》，"中西医并重"正式成为国家卫生工作方针之一。

2003年："血瘀证与活血化瘀研究"成为首个获得国家科技进步一等奖的中医药研究课题。

2004年：中医药领域的首个国家973项目"方剂关键科学问题的基础研究"以优异成绩通过验收。

2009年：国际标准化组织（ISO）成立中医药技术委员会（ISO /TC249）；《世界中医学本科（CMD前）教育标准》颁布，成为世界中医学教育史上第一个国际标准。

2010年：首个WHO平台注册的中医药大规模循证评价研究"芪参益气滴丸对心肌梗死二级预防的随机对照试验"完成，为此后的中医药大规模循证评价树立样板；复方丹参滴丸成为我国第一例完成美国食品与药物管理局（FDA）Ⅱ期临床试验的药物。

2014年：ISO颁布首个中医药标准——一次性使用无菌针灸针标准。

2015年：屠呦呦获得2015年诺贝尔生理学与医学奖。

2016年：《中国的中医药》白皮书发布；我国首部中医药专门法律《中医药法》通过全国人大常委会审议，并于2017年7月1日起施行。

（作者：刘金　审阅：张俊华）

小药丸，大奥妙
——从国药秘方研发看中医药传承创新之路

中医药是中国古代科学的瑰宝，凝聚着深刻的哲学智慧及中华民族几千年的健康养生理念及实践经验。几千年来，从传统的"丸散膏丹汤"到中药大品种走出国门、走向世界，中医药在传承创新中不断去芜存菁，为守护中华民族的健康做出了不可磨灭的贡献。中医药作为我国具有原创优势的科技资源，中医药现代化也成为我国具有发展潜力的自主创新领域。

1989年，捷克举办的世界传统药学大会上，中国仅有两个药物研究成果受到会议邀请，一个是青蒿素，另一个是麝香保心丸。抗疟疾药青蒿素我们并不陌生，我国药学家屠呦呦因此获得2015年诺贝尔生理学或医学奖，而麝香保心丸这一传统中药的创新产品又有着怎样的奥秘呢？

一、保密配方，保密实验，小药丸的诞生之路

记载于《太平惠民和剂局方》的苏合香丸在被奉为"圣药"后，于公元1445年远传朝鲜、日本，对日韩汉方医学的发展产生了深远影响。20世纪70年代，日本汉方药"救心丹"在中国受到追捧，这引起了我国医学界的关注及反思，如何使中药传统经典名方"焕发新春"呢？

1974年，上海市卫生局指导，上海中药制药一厂（现上海和黄药业）和由上海第一医学院附属华山医院（现复旦大学附属华山医院）戴瑞鸿教授牵头的专家组临危受命，组建了心脏病急救药物科技攻关小组，开始了麝香保心丸的研发工作。

作为科技攻关小组负责人，以西医出身的戴瑞鸿教授在查阅大量中医古籍后，选择了苏合香丸作为突破口，开始漫长的中医药现代化研发之路。最初的苏合香丸由15味中药组成，但是否真如古籍记载能够治疗心脏病呢？戴教授带着疑虑开始了初步的临床应用。在临床治疗获得良好疗效后，如何使这个流传千年的古方真正成为心脏病急救药物，成为攻关小组面临的最大难题。

此时，西药分析及制药方法给专家们带来了灵感，专家组经过反复动物实验和大量临床研究后，优化组方，去粗取精，在1981年最终确定了新一代成方制剂麝香保心丸的7味药组方及含量。在艰难地确定组方及含量后，另外一个更加现实的问题摆在了研究者面前，苏合香丸是大蜜丸，在患者发病时需要捣碎后方可服下，这极有可能使患者错过最佳抢救时机。如何使一个直径近2cm的药丸缩减为不足3mm的微粒

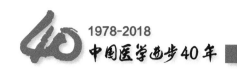

丸，并且保持急救药效，这困扰着所有人。经过无数次技术攻关及革新，不断调整摇丸的过程中，直径仅 2.85mm 的迷你药丸诞生了。

二、"小"药丸的"大"疗效

在成功研制麝香保心丸后，科学家们并没有停下脚步。体积缩小了近百倍的麝香保心丸，药效是否会发生改变呢？在药物试制成功后，攻关小组在上海市华山医院、中山医院等五家医院开展了麝香保心丸与日本"救心丹"的双盲对照试验，研究结果显示，麝香保心丸治疗冠心病的作用优于"救心丹"，且副作用更小。

随后，麝香保心丸凭借对冠心病心绞痛患者的明确疗效、30 秒快速起效时间、较少不良副反应、药性稳定且不易受环境影响，以及服用方便、便于携带等特点，获得国家中医药管理局中医药科学技术进步二等奖、世界传统药学大会邀请及上海市科学技术博览会金奖等多项殊荣。

与此同时，麝香保心丸的药物机制研究也全面铺开。越来越多的研究证据显示，麝香保心丸具有保护血管内皮、稳定斑块、减少心肌梗死面积和心室重构的作用。此外，2002 年，麝香保心丸被率先证实具有促进治疗性血管新生作用，并在 2004 年，麝香保心丸促进血管新生研究结果发表于美国《生命科学》（Life Sciences）杂志。随后，麝香保心丸药物作用机制研究成果可谓"遍地开花"，相继在《分子生物系统》（Molecular Biosystems）、《生物信息学前沿》（Briefings in Bioinformatics）及《国际全科医学》（International Journal of General Medicine）等国际权威期刊发表。

三、与时俱进，坚持走循证发展之路

基于中西医哲学理念的不同，国际社会特别西方社会对于中医药的物质基础、作用机制和临床疗效仍存在疑虑。对此，自 2009 年起，多项麝香保心丸大型循证医学研究项目及临床注册登记研究项目相继启动，取得了多项成果。2018 年，旨在鼓励中青年学者深入开展中成药研究的和黄科研基金心血管专项正式启动。

其中，2010 年启动的评估麝香保心丸治疗慢性稳定性冠心病临床转归的随机、双盲、安慰剂平行对照循证医学研究，由复旦大学附属中山医院葛均波院士和复旦大学附属华山医院范维琥教授牵头，全国 100 家三级医疗机构参与，入组 2700 例患者。中国临床试验注册中心号为 ChiCTR-TRC-12003513，美国临床试验数据库注册号为 NCT01897805。目前研究已进入收官阶段。

2013 年，麝香保心丸临床注册登记研究（真实世界研究）启动，该研究建立了麝香保心丸临床实际应用的研究、质控、数据管理和统计分析平台，为心血管药物在临床真实世界中治疗冠心病心绞痛有效性和安全性提供数据支持。2015年，国际权威期刊《科学》（Science）杂志刊登麝香保心丸最新研究成果，而就在今年，麝香保心丸关于治疗性血管新生的最新研究成果荣登《自然》（Nature）杂志旗下子刊《实验室研究》（Laboratory Investigation）杂志。

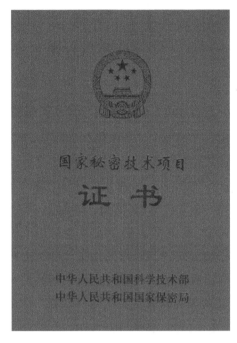

麝香保心丸入选国家保密品种

在坚持走循证之路的过程中，麝香保心丸也获得了国家中药保密品种、国家重点新产品等诸多荣誉，并入选国家重大新药创制科技专项《国家基本医疗保险甲类目录》及《国家基本药物目录》等。同时，麝香保心丸获得了《麝香保心丸治疗冠心病中国专家共识》《急性心肌梗死中西医结合诊疗指南》《冠心病合理用药指南》（第2版）等多个共识／指南的推荐。

2016年，习近平总书记在全国卫生与健康大会上指出，着力推动中医药振兴发展，坚持中西医并重，推动中医药和西医药相互补充、协调发展，努力实现中医药健康养生文化的创造性转化、创新性发展。麝香保心丸作为我国传统中药传承创新的代表之一，其未来将继续深化研究，继续探索，引领祖国传统中医药创新发展的风向，为冠心病患者的治疗贡献力量。

（作者：刘茜）

中国自主创新胶囊机器人获国际认可
——国际专业杂志以封面文章介绍我国磁控胶囊内镜研究成果

1950年10月22日，兰州大学医学院附属医院杨英福教授完成了中国的第一例胃镜，开我国消化内镜技术之先河。之后，一大批前辈们艰苦奋斗、敢为人先，我国的消化内镜从无到有，从弱到强。

改革开放40年来，消化内镜的发展进入了快车道，已经由"追赶"，发展到"并跑"，某些领域实现"领跑"。2016年9月，美国胃肠病学会官方杂志《临床胃肠肝病学》以封面论文刊登了上海长海医院消化内科李兆申教授领衔的研究成果。该成果获多项发明专利，并得到我国政府、学界和国内外专家的重视和肯定。

提到做胃镜检查，很多人想到的是"不舒服"，甚至留下了痛苦和可怕的记忆。但是随着2016年磁控胶囊内镜机器人问世，病人只需要吞下一颗小小的胶囊，躺上15分钟，就可以轻松地完成胃镜检查，不仅实现了无痛筛查，更能体外控制，精准实现胃内检查。这颗"中国智造"的胶囊机器人是如何诞生，又是如何走进临床，最终获得学界和国内外专家的认可？

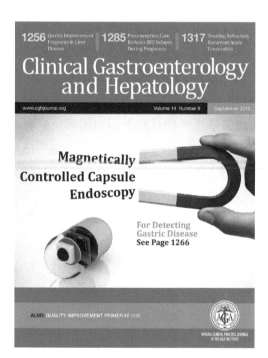

2016年《临床胃肠肝病学》以封面论文形式介绍中国磁控胶囊内镜研究成果

一、"金点子"的诞生和落地

我国是胃癌高发地区。但受制于传统胃镜插管痛苦、耐受性差的缺点，胃癌的全人群筛查很难开展。如何真正实现胃部检查的无创无痛呢？上海长海医院李兆申院士在很多年前跟年轻医生聊天时说：《西游记》中孙悟空能钻进铁扇公主肚子里，我们能不能发明一种可以自己运动的微型照相机，到患者胃里大显身手？"就是这个看似不可能的设想，成了日后磁控胶囊内镜的创意来源。

事实上，小肠胶囊内镜在 2001 年开始应用于临床，为小肠检查方式带来了革命性的突破，但小肠胶囊内镜最大的问题是无法主动控制，只能被动地在胃肠道运动，无法用于胃部检查。2010 年前后，全球大约有十几个研究团队在攻关这一难题，但绝大多数是在胶囊内镜内部安装动力装置、试图达到主动控制的目的。受制于各种原因，这些创意均无法应用于临床。

上海长海医院消化内科与相关企业，通过医工团结合作，促使了我国首创的消化道磁控胶囊胃镜系统的诞生，并在 2013 年获国家食品药品监督管理总局（CFDA）的认证，这也是世界上首个上市的用于胃检查的遥控胶囊内镜系统。因此，应该说，磁控胶囊内镜最终在临床应用，是医工团队协同创新、团结合作结出的硕果。

二、面对挑战，做第一个吃螃蟹的人

胃镜经过几十年的发展，已成为胃部疾病诊断的金标准，插管做胃镜的观念在人们的脑海里早已根深蒂固。"因而一开始的时候，吞胶囊、做胃镜的理念是不敢想象，提出这一设想后得到的回应更是少之又少。在磁控胶囊内镜开始研发的同时，国外也有几支团队开展了类似的研究，但均无果而终，因此研发团队面临着很大的压力。此外，工程技术上可行到安全有效的临床应用还有很远的距离，这个领域没有人做过，我们其实是'摸着石头过河'。如何实现在体外对胶囊的稳定操控，如何在胃内对胶囊进行精确定位，如何进行胃腔的检查前准备、如何设置镜头参数、如何选择最佳的受检体位，一系列的临床和技术问题都在不断向我们发起挑战。"李兆申院士回忆道。

2011 年下半年，研发团队成功完成体外实验和动物实验，对磁控胶囊的有效性和安全性进行了充分验证。2012 年，顺利地完成了志愿者临床试验工作。2016 年的多中心、大样本研究的前瞻性自身对照研究中，首次证实了磁控胶囊内镜对胃部疾病的诊断效能足以与传统胃镜相媲美。

三、坚持不懈，梦想变为现实

虽然 2013 年磁控胶囊胃镜已经获得 CFDA 认证上市，前期的两项临床研究也已经在健康志愿者和小样本患者中证实了其应用的安全性，但是胃部疾病的诊断金标准是胃镜，磁控胶囊胃镜对胃部疾病的诊断效能尚未得到确切证实。

在此基础上，研究团队开展了多中心、大样本（350 例）的前瞻性自身对照研究，首次证实了磁控胶囊胃镜对胃部疾病的诊断效能足以与传统胃镜相媲美，而且得到患者的极大认可。2016 年 9 月，美国胃肠病协会官方杂志《临床胃肠肝病学》以封面论文刊登了该研究成果。这引起了日本消化内镜学会等国际同行的极大关注，是磁控胶囊研发中里程碑式的研究。

改革开放以来我国消化内镜发展大事件

1978 年：原卫生部部长陈敏章进行了国内第一例经内镜逆行性胰胆管造影（ERCP）。

1984 年：我国第一本消化内镜杂志《内镜》（现《中华消化内镜杂志》）问世。

1985 年：中华医学会消化病学分会消化内镜学组在上海正式成立，由陈敏章教授担任组长。

1991 年：为进一步发展和提高消化内镜学的学术水平，并与国际及世界相关学术组织接轨，中华消化内镜学分会（CSDE）正式成为中华医学会下属的一个独立学会，张锦坤教授担任首任主任委员。

2000 年：中华医学会消化内镜学分会正式加入亚太地区消化内镜学会及世界消化内镜组织。

2004 年：首批中华消化内镜专科医师培训中心成立。

2010 年：我国成功承办第 17 届国际超声内镜大会。

2012 年：首次中国消化内镜普查完成。

2013 年：中华医学会消化内镜学分会与中华医学会消化病学分会、中华医学会肝病学分会和中华医学会外科学分会共同承办全球消化学界的盛会——世界胃肠病大会（GASTRO 2013）。

2017 年：中国消化内镜质控中心成立。

（作者：杨力实　审阅：李兆申　辛磊）

加速创新药审批上市，造福广大肿瘤患者

——从循证证据与指南推荐角度梳理肿瘤靶向治疗新药发展

在 40 年历程中，随着我国改革开放的深入推进和经济水平的不断提高，临床肿瘤学事业也有了巨大的发展。国家卫生健康委肝癌专家组组长、中国临床肿瘤学会肝癌专委会主委秦叔逵教授梳理了肝癌靶向药物治疗的新药发展历程。

原发性肝癌是全球常见的恶性肿瘤，起病隐匿、进展迅速、治疗棘手、预后很差。特别是在我国，年发病人数高达 46.6 万，死亡 42.2 万，即发病和死亡人数均超过了全球 50%。与欧美国家相比，我国的肝癌无论在发病原因、流行病学特征、分子生物学行为，还是在临床表现与分型以及治疗策略上都有着独有的特征，并且明显影响患者的预后，严重地危害国民的健康和生命。因此，政府和临床肿瘤学界对于肝癌的防治给予了高度重视。

随着诊断水平的不断提高，积极采用手术、局部治疗、分子靶向药物和免疫治疗等综合治疗，我国肝癌患者的 5 年生存率已经逐渐提高到 12.1%，但是仍然面临巨大的临床需求，需要大力改善生存获益。研发、上市创新抗肿瘤药物是非常重要的策略和有效的手段，可以为肿瘤治疗提供新的武器，带来生命的新希望。2015 年以来，中国食品与药品监督管理总局（CFDA）锐意改革，积极支持创新药物的研发，对于临床疗效优势显著的创新药物加速或优先审评、审批，成效显著。

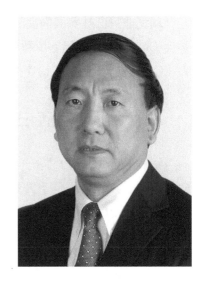

秦叔逵教授

一、突破抗肝癌新药困境，新药物开启肝癌全程管理新时代

2007 年，小分子的索拉非尼治疗晚期肝癌获得成功，2008 年即在我国上市，从此开启了肝癌分子靶向治疗的大门。之后的 10 年间，全球抗肝癌新药研发不断遭受挫折，一系列大型临床研究多以失败而告终。直到 2015 年，瑞戈非尼用于索拉非尼治疗失败进展后患者的 RESORCE 研究获得预期的阳性结果，临床获益具有显著性优势，从而实现了全球二线治疗肝癌研究的零的突破。2017 年在中国获得了 CFDA 优先审批和加速上市，这是中国肝癌综合治疗迈向全程管理新时代的一个里程碑事件。

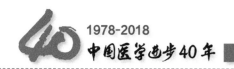
（一）循证研究证据

RESORCE 研究是一项随机、对照、全球多中心 Ⅲ 期临床研究，纳入了患有无法切除的 HCC 且在随后使用索拉非尼治疗期间出现病情进展的患者 573 例，其中在我国纳入 156 例。这些患者以 2 : 1 的比例被随机分组，分别服用瑞戈非尼 160mg/d 或安慰剂联合最佳支持治疗（BSC）。结果显示，试验组的中位 OS 为 10.6 个月，而对照组为 7.8 个月 [风险比（HR）为 0.62]。同时，两组患者的中位 PFS 分别为 3.1 个月和 1.5 个月，中位 TTP 分别为 3.2 个月和 1.5 个月，ORR 分别为 10.6% 和 4.1%，DCR 分别为 65.2% 和 36.1%。对于 RESORCE 研究数据的进一步探索性分析表明，索拉非尼 - 瑞戈非尼序贯治疗方案，使患者全程中位 OS 达到 26 个月，这是延长肝癌患者生存期的新突破。

（二）指南共识推荐

瑞戈非尼已被美国国立综合癌症网络（NCCN）原发性肝癌指南、欧洲肿瘤内科学会（ESMO）以及巴塞罗那（BCLC）肝癌治疗指南等收录和推荐，中国临床肿瘤学会（CSCO）原发性肝癌诊疗指南也推荐为晚期肝癌二线标准药物。

二、填补结直肠癌三线治疗空白，我国研究彰显中国特色

结直肠癌（CRC）是全球第三大最常见的癌症，每年新发病人 136 万例，病死 69.4 万例。在我国仍呈上升趋势，2015 年结直肠癌的新发病例数达到 37.63 万，因 CRC 死亡 19.10 万人。在二线标准治疗失败后，相当多的患者体质仍然比较好、求生愿望强烈，而临床上面临无药可用的情况，急需安全有效的后续治疗药物和方案。瑞戈非尼在中国上市，填补了 mCRC 三线治疗的空白。

（一）循证研究证据

由同济大学附属东方医院李进教授牵头进行了主要针对中国在内的亚洲患者的国际多中心 Ⅲ 期临床 CONCUR 研究，中国、韩国和越南的 25 家中心积极参加。在亚洲人群中，相比于安慰剂，瑞戈非尼显著地提升生存获益，同时显著改善 PFS。基于 CONCUR 研究结果，CFDA 在中国批准的适应证也有别于美国，允许瑞戈非尼直接用于既往化疗失败的 mCRC 患者。这一适应证特别符合我国国情的，因为如前所述，我国患者中，既往一、二线治疗中接受靶向治疗的比例较低，而仅采用化疗失败的 mCRC 患者更可能从瑞戈非尼治疗中获益。

（二）指南共识推荐

基于以上多项循证医学高级别证据，2017 版国家卫生健康委员会《结直肠癌诊疗规范》推荐瑞戈非尼用于 mCRC 三线治疗，也被 2018 版中国临床肿瘤学会《结直肠

癌诊疗指南》一级推荐为三线标准治疗。新发表的《中国结直肠癌肝转移诊断和综合治疗指南》也明确推荐瑞戈非尼作为唯一的三线标准治疗。

三、创新 GIST 三线标准治疗，显著控制疾病进展

（一）循证研究证据

全球多中心、随机、双盲、安慰剂对照的Ⅲ期临床 GRID 研究显示，瑞戈非尼可以降低 GIST 患者疾病进展风险达 73%，中位 PFS 相比对照组延长 5 倍以上。目前在中国，瑞戈非尼是唯一用于 GIST 三线治疗的药物。

（二）指南共识推荐

在中国临床肿瘤学会《中国胃肠间质瘤诊断治疗共识（2017 年版）》中，瑞戈非尼已被积极推荐为三线标准治疗药物（一级推荐）。

在中国，瑞戈非尼能够显著提高患者生存获益，显著降低死亡风险。同时，口服方便，可以免去住院花费，业已成为规范化综合治疗的重要手段。

党的十九大和本届人大政府工作报告中，已明确提出要把攻克癌症作为国家的两大科技攻关重点之一。为此，国务院和政府有关部门已经出台了一系列优先和优惠政策，积极推动和落实。可以相信在党和国家的大力支持和关心帮助下，将来会有更多、更好的创新抗癌药加速研发、获批进口和上市，造福广大肿瘤患者。

（作者：秦叔逵）

决胜"癌中之王"

——多学科合纵连横贯彻落实肝癌规范化诊疗

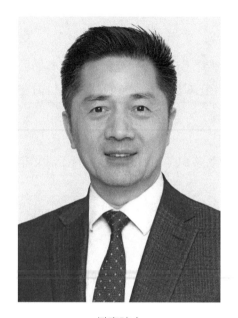

樊嘉院士

面对当前肝癌诊断、治疗中面临的重重障碍，我国学者一直没有停止"突围"的脚步。伴随改革开放40年历程，我国肿瘤临床诊疗领域也可谓发生了巨大变迁。中国科学院院士、复旦大学附属中山医院院长樊嘉教授回顾我国肝癌诊疗发展历程，对于提高肝癌早期筛查诊断、普及中国肝癌诊疗规范、加强多学科协作等方面展开深入阐述，为今后临床工作的开展指明方向。

一、我国肝癌发病情况具有独特性，临床诊疗水平处于国际领先地位

我国是肝癌大国，全球有50%以上的新发和死亡肝癌患者在中国。肝癌的发生与肝炎病毒感染（HBV、HCV等）密切相关，我国每年肝癌新发患者数约为40多万，绝大多数患者在就诊时已是中晚期，与美国、日本等发达国家相比，早期患者的比例较少。

在肝癌研究方面，近20年来，中国的肝癌专家在外科、介入、药物治疗等多领域积极参与全球多中心临床研究，展示了中国肝癌诊疗的实力，也为全球临床试验的开展做出巨大贡献。在肝癌的诊断手段、治疗技术方面，我国其实处于国际领先地位，包括临床手术、介入治疗、放射治疗等，诊治数量也位居全球首位，积累了极为丰富的临床实践经验。作为一名外科医生，手术技术更像一门艺术，要做到非常精致、精准。肝胆外科的一些疑难手术，需要通过精准的术前评估、精确的手术操作、精细的术后管理来提高外科治疗的成功率及疗效。

二、推广早筛、早诊、早治，将肝癌诊疗关口前移

我国肝癌的特点是发现时大部分已是中晚期，失去了根治性手术的机会，只能接受肝动脉化疗栓塞术、放疗或分子靶向等姑息治疗。如果能对发生肝癌的高危人群采

取更有效的方法进行筛查和随访监测，相信我国的肝癌 5 年总体生存率有望提升，并将极大降低肝癌患者的死亡率。因此，早期诊断是影响患者长期生存的关键因素。

小于 5cm 的肝癌属于小肝癌，小于等于 2cm 是极早期肝癌。对于极早期肝癌患者，术后 5 年生存率可以达到 80% 甚至 90% 以上，这就是早期发现、早期诊断所带来的重要收获。因此，建议所有的肝癌高危人群都进行早期筛查，例如肝炎（包括乙肝、丙肝）患者、乙肝病毒携带者、有肝癌家族史者、非酒精性脂肪肝患者等。

与此同时，影像医学诊断使非常微小的肿瘤能够被早期发现。如做普美显磁共振、超声造影检查等可以早期发现 1cm 以下的肿瘤。另一个很重要的指标就是血液学检测。既往通过检测血液中的甲胎蛋白来早期诊断肝癌，发现了一大批病灶在 2cm 以下的小肝癌患者。不过甲胎蛋白存在一定局限性，30%~40% 的肝癌患者甲胎蛋白检测在正常范围。我们团队历经多年攻关，在肝癌患者的血浆中，筛选到由 7 个微小核糖核酸（microRNA）组成的早期肝癌诊断分子标记物，并在此基础上开发了检测试剂盒。目前，该试剂盒已陆续在全国推广使用，成为肝癌诊断、患者预后监测和疗效监测的更有效工具。应用该试剂盒在肝癌高危人群中进行筛查，有助于提高肝癌早期诊断率。

50 年前，我们的前辈就希望能推广肝癌的早筛早诊，但由于当时的条件和社会环境等因素，没有得以实现。现在正是大力推广早期筛查、早期诊断、早期治疗的最佳时期。新的技术手段的研发和应用，提高了肝癌诊断和治疗的水平，促进肝癌疗效，延长患者寿命，造福更多的肝癌患者。

三、多管齐下，MDT 综合治疗促进我国肝癌诊疗规范化

习近平总书记在十九大报告中明确提出实施健康中国战略，癌症防控受到前所未有的重视，国家卫生健康委也高度关注临床诊疗行为规范性问题，尤其是发病率较高的肿瘤等重大特大疾病。为进一步推动肝癌规范化诊疗，我国专家修订并完成了《2017 版原发性肝癌诊疗规范》。近年我国肝癌多学科诊疗模式（MDT）的快速发展，为学科间的紧密合作奠定了基础。现在参与肝癌诊断治疗的学科很多，每个学科应如何各司其职、有序分工，使患者能够接受正确合理的治疗，是临床上亟待规范和统一认识的问题，而规范出台、更新的意义正在于此。其中对于从早期筛查、诊断、治疗到随访全过程中每个环节的内容都给予详细的规定和说明，让大家都能接受和掌握，尽可能地使之规范化，能够成为统一的认识。

与此同时，中国医学会肿瘤学分会、中国临床肿瘤学会肝癌专业委员会、抗癌协会肝癌专业委员会等多家学术机构和组织携手中国肝癌治疗领域多位权威专家共同参与，联合启动了"中国肝癌防治联盟"。联盟以肝癌的早期筛查诊断、疾病治疗规

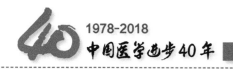
范、全程管理和信息化与大数据建立为临床与科研合作方向，随着中国肝癌防治联盟各项发展项目及支持计划的实施，将在开展肝癌筛查中心建设、提高肝癌的院内早期筛查率、规范肝癌治疗流程、多学科全病程管理以及大数据平台建立等方面发挥重要作用。

近十年，综合治疗理念逐步深入人心，根据复旦大学附属中山医院的统计数据显示，目前肝癌术后五年生存率已经从十年前的40%左右提升到64%。这是肝癌早期筛查和诊断率提高，外科手术技能快速发展，以及局部和全身治疗等多学科综合治疗共同推动的结果。至2018年肝癌诊疗已迈入靶向治疗十周年，并随着新药物不断研发、上市、纳入国家医保报销范围，肝癌可谓开启药物全程管理的新时代。相信在新的十年中，通过政府和临床工作者的积极探索与努力，将取得肝癌治疗的更多更新的成果！

（作者：樊嘉）